Dr.イワケンのねころんで読める研修医指導

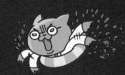

すべての指導者のための
イワケン流医学教育入門書

神戸大学大学院医学研究科
微生物感染症学講座 感染治療学分野 教授
岩田健太郎 著

MC メディカ出版

はじめに

　教育に関するテキストは多々あるが、あまり役に立たないものが多く、かつ、つまらない。

　アンリ・ベルクソンの著書に『笑い』というものがあるが、これがあまり面白くない。また、読んでも人を笑わせるようにはなれそうもない。ベルクソンが悪いのではない。彼は真摯にモリエールなどの古典的な喜劇作家の笑いの構造を分析し、解説した。しかし、本書を読んだからといってモリエールのような喜劇を書いたり、演じたりできるわけではない。まさにE.B.ホワイトが述べたように、「ユーモアの分析はカエルの解剖のようなものだ。興味を持つ人はほとんどいないし、カエルはそのために死ぬ」のだ。

　医学教育のテキストもそういう共通項があり、「分析と解説」はしっかりしているが、実践の書としては弱いことがほとんどだ。研修医や学生の具体的な教育方法もどこか「硬く」、血肉が通っていない。悪名高い指○医講習会のロールプレイが嘘くさいのもそのためだ。

　本書は、理論の解説書ではなく、現場の実践の書である。そして、「ノーと言わず、イエスと言う」書でありたいと思っている。「これはタブー」「あれはやるな」と、教育界はネガティブ・タームに満ち満ちている。学生や研修医、ナースたちには褒めろ、褒めろと言っておきながら、指導者はダメだ、ダメだの連呼なわけで、こんなダブスタじゃあ、現場はやってられない。指導医だって、褒めなきゃあかんのだ。

　とはいえ、「生きているだけでいい。人間だもの」みたいな、みつを的な白々しいポジティブ・コメントも気持ち悪い。

　というわけで、本書は「結局、どうすればいいの？」な指導者向けの、愛情たっぷりなポジティブ実践書だ。どのくらい実践的かは、ぜひお読みいただいてご判断いただきたい。ん？　そのわりには指導医のオオベ先生はボコボコにされてないかって？　いやいや、その根っこ、背後にあるところをちゃーんとご覧くださいませ。

2019年7月

神戸大学大学院医学研究科
微生物感染症学講座　感染治療学分野　教授

岩田健太郎

注　本書はブログ「楽園はこちら側」の連載をもとに単行本として加筆、再構成したものです。

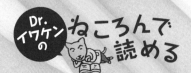
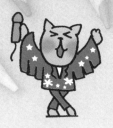

Contents

はじめに ………………………………………………………………… 3
ウラ目次 ………………………………………………………………… 6
登場人（?）物紹介 ……………………………………………………… 8

第1章 そもそも研修医指導って？ 目的を明確にしよう！

指導医の仕事は、優秀な「研修医」を
育てることだと思っていないか!? ………………………………… 10
他科志望の研修医指導。力を入れてやる意義、わかってる？ … 15
ベッドサイドでも指導している？ ………………………………… 20
研修医にはタメ口？ ちゃんと敬語使ってる？ ………………… 26

第2章 チーム力アップを目指せ！ 個性に合わせた指導からメンタルケアまで

とにかく褒めて、褒めて育てればいいと思っていないか？ ……… 34
パフォーマンスの悪い研修医、チームへの影響をどう考える？ … 38
みんなに平等に教えるべき、と思っていないか？ ……………… 43
医者に不向きなキャラだなあと思ったら、どう指導している？
直そうとしている？ ………………………………………………… 48

知識不足の研修医、どう指導している？ ……………………… 52
　　叱った後、すぐにフォローしている？ ………………………… 58
　　研修医を定時に帰しているか？ ………………………………… 63

第3章 何を、どう、教えればよいのか わかってる？ 指導のコツとマスト

　　タイムマネジメントをちゃんと教えている？ ………………… 70
　　主体性を育てようとしているか？ ……………………………… 76
　　[コラム] 指導医も「主体的に」学ぼう ………………………… 81
　　一方的にレクチャーしていないか？ …………………………… 82
　　[コラム] 武勇伝2、失敗談8の法則 …………………………… 89
　　初期研修医に手技をやらせてる？ ……………………………… 92
　　本当に応用が効く指導ができているか？ ……………………… 97
　　[コラム] 自分の価値観と普遍的な価値を区別しよう ……… 102
　　どんな教科書を使うべきか、教えている？ ………………… 105
　　研修医が質問してきたら、すぐに回答している？ ………… 110
　　英語でカンファレンスを開いているか？ …………………… 118
　　学会発表デビュー、とりあえずやるだけになっていない？ … 127

第4章 こんなときどうする？

　　研修医のインシデント、どう対応する？ …………………… 142
　　教えたことが、間違ってた！　こんなとき、どうする？ … 150
　　[コラム] 指導医と研修医では、見ている世界が違うのだ！
　　　　　　～だから丁寧な説明を～ …………………………… 153
　　研修医がこっそり診療方針を変えていた！
　　これを防ぐにはどうする？ …………………………………… 155
　　[コラム] 大切なのは、研修医を「がっかりさせない」こと … 159
　　Dr. イワケンの指導の格言！ ………………………………… 163

ウラ目次

指導医のグチ・お悩み、聞きます、解決します！

〜あるあるなグチや悩みから、解決法を検索！〜

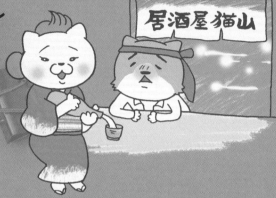

- そもそも研修医指導って何を目標にすればいいんですかね？ __10

- 自分の科を志望していない研修医って、教える気にならないですよね…… __15

- 研修医が担当する患者さんって、不安そうですよね。僕も気を遣うなぁ…… __20

- 研修医の〇〇先生、ナースたちにバカにされがちで、なんかうまくいってないんだよなぁ…… __26

- 相手によって指導にムラが出ないようにするのも、気を遣うよねぇ…… __43

- パフォーマンスが上がらなくてミスの多い研修医に悩んでます…… __① 34 ② 38

- すごく愛想の悪い研修医がいるんですよね……
  ナースからも苦情が来てて……__48
- 最近のヤツは、知識がなさ過ぎる！__52
- 最近の若い子って、ちょっと叱ると
  すぐ凹みますよね……__58
- うちを回ってる初期研修医、
  僕がまだ仕事してるのに、
  定時になったら帰っちゃうんですよ……__63
- 研修医を定時で帰宅させろって言われても、
  なかなか難しいんですよね……__70
- 研修医にやる気が感じられないんですよね。
  受け身というか、指示待ちというか……__76
- 僕のレクチャー、どこまで響いてるんですかね……？__82
- 研修医に手技やらせるの、怖くてできない……__92
- 「自分が昔教わったやり方」の理由を聞かれても
  困るんですよね……__97
- 研修医に調べものさせても、なんか薄っぺらい
  コメントが目立つんだよなぁ……__105
- 指導医って立場だし、やっぱり論文は量を読むように
  してるけど、正直、結構、大変なんですよね……__110
- 研修医って、英語となると、途端に手が出なく
  なるんですよねぇ……__118
- 研修医たちの学会発表指導するのって
  大変なんですよね～__127

登場人（?）物紹介

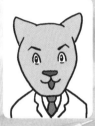

Dr.イワケン
感染症・医学教育のスペシャリスト。
辛口だが、医療と医療者に対する深い愛に裏打ちされた指導が冴えわたる。前作『Dr.イワケンのねころんで読める英語論文』では英語論文の読み方についてレクチャーしたが、今回は研修医指導を指南。いよいよ辛口。

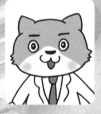

オオベ先生
今年から研修医指導に奮闘する、世渡り上手な"シュッとした"青年。一流大卒のエリートだが、イワケン先生いわく秀才タイプで、発想力はまだまだ凡庸とのこと。日々しごかれながらも、なんだかんだ、イワケン先生を尊敬している。

猫山さん
イワケン先生と一緒に働くナース。前作『Dr.イワケンのねころんで読める英語論文』の主人公。いろんなチームスタッフのグチや悩みをしょっちゅう聞いている。今回はマンガのみに登場。

レジ田くん

イワケン先生に指導を受ける研修医の一人。前作に登場以来、趣味は英語論文を読むこと。今回はマンガのみに登場。

第1章

そもそも研修医指導って？目的を明確にしよう！

指導医の仕事は、優秀な「研修医」を育てることだと思っていないか!?

> そもそも研修医指導って何を目標にすればいいんですかね?

最近の学生・研修医は賢い

🐱 先生、僕、今年から指導医になったじゃないですかあ。

🐱 おお、指導医になったことをきみから直接聞くのは初めてだから、その言い方はおかしいぞ、天然無農薬で育てられたゆとり世代の申し子オオベ先生。

🐱 (この人に相談するのやめよっかな…) …すみません。いや、相談があるんですよ。初期研修医の指導っていっても、どんなふうに教えたらいいか悩んでて。

🐱 じゃ、教えてやろう。まずはだな、研修医を教育するときには「優れた研修医」に育ててはダメだ。

🐱 はあ? 優れた研修医育ててナンボなんじゃないんですか?

🐱 「優れた研修医」に育ててはいかん。むしろ、研修医としては少し出来が悪いくらいに育てるのが肝心だ。

🐱 先生、そういう一般論の真逆をいっときゃ、ウケるみたいな作戦はもう流行りませんよ。

🐱 いや、別に斜め上に奇抜な発言をしているわけじゃない(そういう助平心も少しはあるがな)。「優れた研修医」よりはちょっと出来が悪いくら

いの研修医でちょうどいいんだ。

🐱 どういう意味ですか？

🐱 あのな、最近の医学生とか研修医ってのは賢いんだよ。僕たちのころみたいなマヌケじゃあない。世の中が自分たちにどういう振る舞いを期待しているか熟知している。そしてその期待に沿った振る舞いを丁寧に、きちんとやる。

🐱 確かに。僕らの上の世代は、社会人としてどうかなあ、っていう先生多いですけど、今の若手は如才ないですよね。

🐱 僕を見ながら言うな。「優秀な研修医」は上の言うことを「はいはい」と素直に聞き、それを素早く丁寧にやってのける研修医だ。もっと如才ないやつになると、指導医の思いを忖度して、言われる前にやっている。検査をオーダーし、薬を処方し、カルテに記載する。

🐱 そうですね。いいじゃないですか。

「優れた研修医」は、なぜダメか？

🐱 ダメだ。要するにそういう研修医は、上の指示に従う能力が極めて高いだけだ。しかし、**彼らが指導医クラスになったときに、自分の頭で考え、悩み、どうやって検査をオーダーし、薬を出すか、それを判断する能力は育たない**。

🐱 うーん、言われてみれば。

🐱 そうするとだな、そういう優秀で記憶力のよい医者は、その記憶力がゆえに過去の記憶に頼るんだよ。「ああ、ああいうとき、○○先生は××マイシン出してたな」みたいに、自分が経験した記憶を頼りに判断するようになる。

🐱 確かに。

🐱 しかし、それは単に「ノウハウ」を学んでいるだけだ。**日本の医療現**

場は医者もナースも基本的に「**ノウハウ主義**」なんだよ。だから、**間違いが生じても修正されにくい**んだ。Aの場合はBをやる、みたいな形式を暗記してるだけ。ノウハウ主義と暗記は相性がいいからな。

🐱そうか、ノウハウは暗記できても、なぜそうするのかが理解できていない。

🐺「優れた研修医」は、「やれ」と言われたことには「はい」と即答するからな。「なんでそんなことするんですか」みたいな研修医は優秀扱いされないんだよ。逆に「面倒なやつ」「バカ」のレッテルを貼られるリスクすら、ある。

🐱なるほど、「出来が悪い」とみなされる研修医は、納得いかない、理解できないことをどんどん質問し、ちゃんと納得するまで診療を会得できないんだ。だから、会得に時間がかかる、と。

🐺そう、医療の世界はみんなせっかちだからね。すぐに会得できないことが「悪」なのだと勘違いしがちだ。だが違う。すぐに「わかったこと」「わかったふり」をしているのが一番やばいんだ。

🐱そう言われれば、そうですね。

🐺それに、そもそもその指導医に教わったことが本当に正しいかどうかはわからないじゃないか。間違いを教わっていることだって多いよ。あるいは、その教えは「当時としては正しい」としても、しばらく時間がたっ

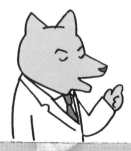

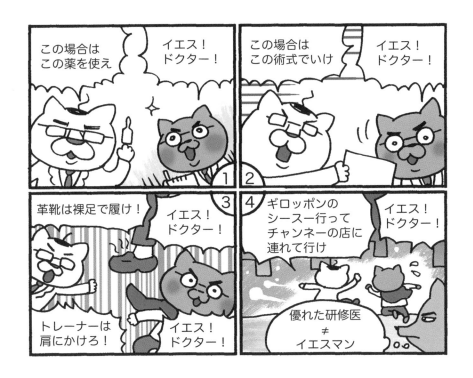

たら新しい知見が出て時代遅れになるかもしれない。だから、研修医のときも指導医になっても「自分のやっていることは、本当に正しいのか」という懐疑的精神を持ち、サラサラ流さない診療態度を持っていなければいけないんだ。<u>「優れた研修医」ではなく、「優れた指導医」を育てるのが僕たちの役目</u>だからな。

🐱 確かに。

🐱 指導医が間違っているときは、「それはおかしいんじゃないですか」って最新の論文とかUpToDateの記載を出しながら下克上を狙うくらいの研修医のほうが、生意気かもしれないが将来伸びる。そういう研修医を育てるのが僕たちの役目なんだ。素直で上の覚えがメデタイ研修医は、いつまでたっても「優秀な研修医」以上にはなれない。

🐶 そうですねえ。でも、研修医が「それおかしくないですか」なんて歯向かってくるときは、わりと見当違いで勘違いなことも多いですよ。

🐱 だったら、そう教えてやればいいんだよ。そこで「それは勘違いだ」と理解させ、「なぜ勘違いが生じるのか」を教えてやり、コテンパンに叩きのめして指導医との格の違いを見せつけてやるんだよ。ムヒヒヒヒ。

🐶 本当にこの人に教育法、教えてもらって大丈夫なんだろうか。

🐱 なんか言ったか？

→優秀な「指導医」を育てるつもりで教育せよ！

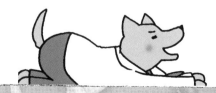

他科志望の研修医指導。力を入れてやる意義、わかってる?

> 自分の科を志望していない研修医って、教える気にならないですよね……

スーパーローテの利点とは?

🐱 イワケン先生、聞いてください。今ローテしている研修医、みんな外科志望であんまやる気感じないんですよね。まあ、こっちもあんま教える気にはならないんですけど。

🐱 なんでだい。一所懸命、教えたらいいじゃないか。

🐱 だって、彼らは別に内科医にはならないんですよ。僕が一所懸命教えたって、彼らがそれを活用することはない。お互いにとって時間の無駄ですよ。ちゃっちゃと患者診てもらって、レポートとか書かせて、つつがなく次のローテに回ってもらったほうが楽じゃないですか、僕も、彼らも。

🐱 逆だよ。そういう奴らこそ、誠心誠意を込めて一所懸命教えなきゃいけないんだ。

🐱 そうですか〜?

🐱 考えてもみろ。外科の患者さんだって発熱もするし、心不全にもなるし、腎不全も起きるし、せん妄も起きる。

🐱 まあ、そうですけど。

🐱 時代遅れの縦割り医局制度がスタンダードだったときは、そういうときの患者対応は「やっつけ仕事」だった。採血して見当違いな抗菌薬を出

したり、とりあえずラシックス®使っとけ、みたいになるだろう。

🐱まあ、よく見ますね。そういうの。

🐱**これからの医者はポリバレントじゃなきゃいけない**。自分の専門領域しかできない医者は、シュートしか打てないストライカーと同じ。時代遅れなダイナソーなんだよ。そんなのは医局と一緒に滅びるしかないんだ。

🐱先生、またそういう危ないことを……。人に聞かれたら大変ですよ。

🐱外科志望の研修医が外科医になったら、もう内科領域をじっくり勉強する暇はなくなる。外科領域も奥が深いからな。一所懸命、全身全霊を込めて外科のことだけ考えてないと、優秀な外科医にはなれないだろう。

🐱そうですねえ。

🐱だとしたら、**今回っている外科志望の研修医にとって、朝から晩まで真剣に内科のことを考えるチャンスはこれが生涯最後かも**しれん。呼吸の管理や、電解質異常の解釈なんかは、短期間でもきっちり教えておけば一生使える財産だ。現代医療のポリバレントな医者を育てる義務が、僕たちにはある。**スーパーローテってのは、とてもよくできたシステム**なんだよ。

🐱そうですかあ？　専門医になるのが数年遅れてしまう、ダメな制度だって批判も多いですよ。

🐱そんなこたぁない。急がば回れでな。数年くらい回り道しても、内科医は外科の、外科医は内科の勉強をする時期は必要なんだ。たとえ数カ月でも小児科研修やったり、精神科研修をやっておくと、後々とっても役に立つ。初期研修制度が地域から医者を奪った、みたいな批判もあるけど、そもそも地域医療においては「いろいろできる」医者がいたほうが助かるだろ。自分の専門領域しかできない医者は地域では役に立たないか、質の

低い医療しか提供できないからな。ここでも急がば回れで、そういうポリバレントな医者を育てたほうが地域医療には役に立つ。

🐱 なるほどねえ。

他科の研修医だって、長い目で見れば、チームの一員

🐱 でもな、他科を回っている研修医を一所懸命教える理由はそれだけじゃ、ないんだ。

🐱 え？　他科志望の研修医を教える理由って、ほかにもあるんですか？

🐱 もちろんだ、そっちのほうがむしろ大事といってよい。

🐱 いったい、なんですか？？

🐱 さっきも言ったろ。これからの医者はポリバレントじゃなきゃいけない。外科医であっても基本的な発熱ワークアップや、無尿・乏尿の評価、血液ガスの解釈とかは「ちゃんと」できるべきだ。

🐱 そうですね。

🐱 ということは、だ。外科患者の内科的合併症が起きても、彼らが自分たちできちんとマネジメントできるチャンスが増えるってことだ。それは僕たちがコンサルトを受ける可能性が小さくなることを意味している。仕事が減るんだよ。

🐱 あ～、確かに。楽になりますね。日本ではコンサルトに診療報酬、つかないですしね。

🐱 いいか。**楽になりたかったら、努力しろ**。楽になるための努力を惜しむな。外科志望の研修医を一所懸命に指導しておけば、長期的にはもっと楽ができるんだよ。

🐱 確かに、イワケン先生は楽をするための努力は惜しみませんよね。無駄な書類や会議をなくすためなら、何時間でも事務方とかと喧嘩……いや、議論しますもんね。

他科志望の研修医指導。力を入れてやる意義、わかってる？　17

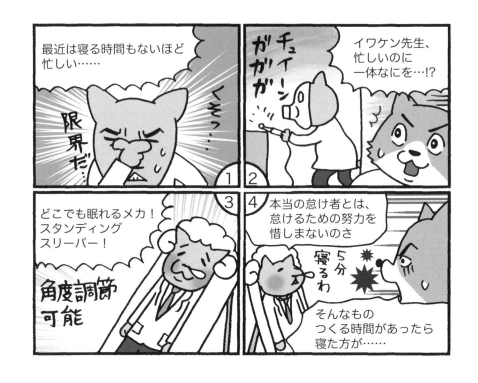

🐱 そうだよ。本当の怠け者は、勤勉なんだよ！

で、ローテの話に戻るけど、逆もまた真なりでね、僕は外科のローテは今でもとても役に立っている。外科の先生に相談するときも術前の評価とかあらかじめやっとけるし、アスピリン止めとくとか、いろいろな配慮もできるようになる。何よりも、外科医を呼ばなくてよいときに、外科医を呼ばないという配慮ができるようになる。無駄に呼ばれるのが一番疲れるからな。

🐱 なるほど。

🐱 初期研修医のときに外科系を数カ月回ったくらいでオペができるようになるわけがない。また、内科医がオペなんてできなくても別に構わない。でも、外科医のメンタリティーや思考プロセス、大事にしている価値観、

踏んではいけない地雷とかは、数カ月もあれば感得することができる。そうしたところに配慮するだけでも、彼らの仕事はずっと楽になるはずだ。

🐻 Win-Winの関係ですね。

🐱 これからはチーム医療の時代だ。**自分だけでスタンドアローンで全部やる、の時代は終わったんだよ。他科に行く学生や研修医だって、いつか自分の患者と診療を助けてくれるチームの仲間になる。**自分の科にやってくる研修医だけ一所懸命教えるような差別的なことやってれば、そのときの恨みが将来ネガティブに跳ね返ってくる。だから、他科に行く研修医には親切にしておけ。情けは人のためならず、なんだよ。自分の科に来るやつらはそんなに一所懸命教えなくたっていい。初期研修のとき慌てなくたって、たっぷり教える時間はあるんだから。

🐻 なんだ、研修医じゃなく、自分の利益のためなんじゃないですか。

🐱 当たり前だ。研修医よりも僕自身のほうが大事に決まってる。

🐻 やっぱこの人に教わるの、不安だなあ。

→ポリバレントな医師を育てよ！
　そう、未来の自分が助けられる（楽する）ためにも。

ベッドサイドでも指導している？

研修医が担当する患者さんって、不安そうですよね。僕も気を遣うなぁ……

患者への対応を見せることは、そのまま研修医指導になる

🐱 あ、お疲れ様。回診、見てたよ。

🐱 え、ストーカーですか？　あ、いや、どうせなんか、またお小言言われるんでしょ。

🐱 そうだ。3年目から5年目くらいの若手後期研修医あたりの外来とか、ムンテラ（ここでは患者家族への説明のこと）を見てると、とても不満なんだ。

🐱 どうしてですか？

🐱 喋り過ぎなんだよ。ずっと患者に喋り過ぎ。しかも相手の目を見て理解度を確認することもせずに、一方的に喋り、一方的に説明している。たいていの場合、患者家族は理解していない。当惑した表情を浮かべている。ちゃんとアイコンタクトを取っていれば、「あ、今、僕の説明、通じてないな」と察することができるから、言葉を変えて、語調を変えて、言い直すこともできる。「今、あなたの病気についてどのようにお考えですか」とか「治療について聞いておきたいことはありませんか」と積極的にこちらから質問や発言を促せば、もっとよいコミュニケーションになるのに。基本的に、若手外来の医師たちは喋り過ぎだ。真面目で優秀とされている

奴らほどこの傾向が強い。

🐱うーん、そうかもしれませんね。確かに僕も喋り過ぎだなあ。

🐱今、自分のことを真面目で優秀だと思ってただろ。

🐱う、そこで揚げ足取りですか。

🐱もっと黙ってればいいんだよ。患者の話を聞けばいいんだ。相手が心配していること、困っていること、不思議がっていることを説明すればいいんだ。彼らは病気について百科事典的な知識がほしいわけでも、その病気に関する専門家になりたいわけでもない。「自分が心配なこと」が知りたいんだ。それに答えてあげればいいんだ。それはささいなことかもしれない。例えば、ネットで出ているデマは本当なのか？　みたいな。でも、そういうのに丁寧に対応してあげるのは大事なんだ。

🐱そうですねえ。

🐱結局、**研修医教育も患者ケアの延長線上にあると考えるべき**なんだ。研修医教育中に患者ケアのテクニックを使えば、そのテクニックは言外のうちに研修医たちに伝わる。回診のときに一方的に喋くって教えておいて「患者さんの話を聞きなさい」なんて教えても、説得力ないだろ。こういう隠れた教育、**隠れたカリキュラム**（hidden curriculum）の役割は大きいんだ。

🐱隠れたカリキュラム？？？

🐱つまりな、相手の話を聞く態度で指導医が研修医に教えていると、「そうか、いつも『相手の話を聞く』態度が大事なんだな」って言外に悟るようになるんだよ。

🐱あ、なんか今、すごいまともな発言した。

🐱その失言癖、なんとかしろ。

ベッドサイドでも指導している？

（数日後）

🐻 ふー、回診終わり。今日も疲れたな〜。

🐱 後ろで見てたよ。なんか、またヘンテコなことやってたな。

🐻 どこに隠れてたんですか！？ 全然気配を感じませんでしたけど。

🐱 忍びの心得があるんだよ、僕は。

🐻 どこで習ったんですか！？ ところで、何がヘンテコだったんですか？

🐱 あのさ、患者をベッドサイドで診察するじゃん、その後、部屋から出るじゃん。

🐻 はい。

🐱 で、部屋から出てから、廊下であれやこれや、研修医や学生に教えてただろ。

🐻 ええ。

🐱 なぜだ？

🐻 なぜって……普通そうしませんか？

🐱 だから聞いてるんだよ。「普通そうする」は「なぜ、そうするのか？」という質問の答えになってないだろ。そうやって、さしたる根拠もないのに「こうなってるから、こうなってる」みたいなトートロジーを許容するから、能率が悪くて無駄ばかりの国立大学病院みたいになるんだ。

🐻 やめてくださいよ、そういう発言。

🐱 フィクションだから大丈夫だよ。それより、質問に答えろ。なぜベッドサイドで診察し、廊下でティーチングするんだ？

🐻 やっぱ、患者さんに聞かれないためでしょうか。

🐱 では、なぜ聞かれたくないんだ？

🐻 なんというか……。まず、研修医や学生が教わってるところを見せるのは、彼らのプライドに影響しませんか？

🐱 あいつらにプライドなんて立派なものを持つ資格あるわけないだろ。

🐱ありますよ、プライド。ありますよ、プライド持つ資格。

🐱ないわ〜〜〜。研修医のうちは、自分はサブヒューマン、人間以下のノミみたいな存在だ、くらい自己卑下に陥ってなきゃ、自信過剰なんだよ。

🐱またそんな恐ろしいことを。

🐱もともと、患者のほうだって、学生や研修医が何者かくらい承知している。ベッドサイドで教えを乞おうが乞うまいが、彼らの立場が改善するわけではない。

🐱まあ、そうかもしれませんが。

ベッドサイドで研修医を教える3つのメリット

🐱結論を言おう。できるだけベッドサイドで研修医や学生を教えろ。

🐱そうですか？

🐱理由その1。**ベッドサイドで所見をみながら教えたほうが、教育効果は高まる**。リアルな患者を目の前にして観念的なティーチング、例えば酸塩基平衡みたいなのを教えると、リアルと観念がうまく融合して、理解しやすいし、記憶にも残りやすい。

🐱なるほど。

🐱理由その2。**患者の目の前でディスカッションすると、診療方針に至るまでの理路が患者にみえる**。歯医者に行ったとき、何が怖いって「僕の口の中で何が行われているかわからない」ことだろ。優れた歯医者は「今〇〇やってるとこです」と逐一説明してくれたり、鏡で見せてくれたりするじゃない。

🐱そうですね。

🐱患者だって、自分の診療がどうなっているか不安なんだよ。その意思決定プロセスが目の前で展開されれば、たとえ完全には理解できなくても安心感を与えるものだ。

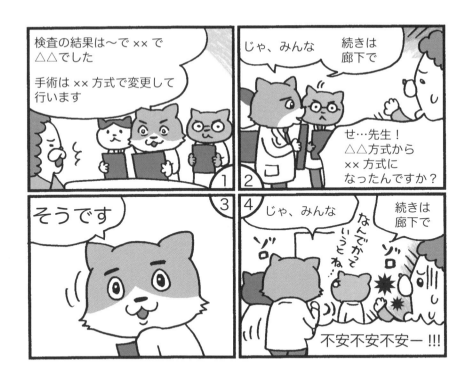

- なるほど。
- 理由その3。**目の前で指導医が指導することで、指導医もちゃんと患者ケアにコミットしており、研修医に任せっきりでほったらかしになってはいないのだと伝えることができる**。研修医だけが診療してんじゃないかと不安に思っている患者は多い。ま、大学病院とかでは本当にほったらかしだったりするけどな。
- いやいやいや、そんなことないですよ。
- 理由その4。そうやって**一所懸命、患者の前で議論することで、われわれが一所懸命あなたのことを考えているのだ、という好印象を植え付けることができる**。患者がわれわれに好印象を持ってくれれば、治療計画もスムースにいくし、治療もうまくいく可能性が高まる。

😺 えーーー、それってずるくないですか。

😼 ずいもんか。じゃ、君、患者が疑心暗鬼になって、「こいつら医者なんて信用できるか」って腕を組んで眉間にシワをよせて、懐疑的な態度でいたほうが治療がうまくいくと思うか？

😺 いや、そりゃ、まあ。

😼 本質だろうがファンタジーだろうが、「この先生たちに任せていれば私は大丈夫」と信じている患者と、「こんな医者共で本当に大丈夫なんだろうか」と疑いの塊になってる患者と、どっちが治りやすいと思う？　前者に決まってんだろ？　そのための演出だ。アウトカムさえ得られれば、手段は関係ない！　岩田健太郎の『患者様が医療を壊す』（新潮社）読んでないのか。タイトルはイマイチだが（本人が当初考えていたタイトルは違っていたけど、編集に無理やり変えさせられたらしいぞ）、中身は悪くないぞ。

😺 宣伝しないでください、どさくさ紛れに。

😼 ま、そんなわけで患者の前でディスカッションしたりティーチングするのは、いろんな意味でいいことなんだ。もちろん、何でもかんでも議論できないこともあるし、相部屋とかで隣の患者とかに気を遣わねばならないこともあるから、二元論的に全部ベッドサイドでやる必要はない。しかし、少なくともベッドサイドの議論をいたずらにタブー視する根拠はないってことだ。わかったか？

😺 はーい。

→研修医教育も、患者ケアの延長線上にあると考えよ！

研修医にはタメ口？
ちゃんと敬語使ってる？

> 研修医の〇〇先生、
> ナースたちにバカにされがちで、
> なんかうまくいってないんだよなぁ……

製薬会社の弁当付き説明会に出席させる
＝薬の選択能力を奪う！

🐶 イワケン先生、今日のお昼はメーカーの説明会ですよ。お昼ごはん出ますから、参加してください。

🐱 何ぃ!? まだそんなことやってんのか。いい加減、製薬業界からの接待は受けるな、って再三再四言ってるだろが。

🐶 だって、食事が出ると医局員からも評判がいいんですよ。学生においしいごはんをごちそうすると、入局してくれるかもしれないじゃないですか。

🐱 そういうのを、何ていうか知ってるか？「わ・い・ろ」っていうんだよ。

🐶 また大げさな。まあ、なんだかんだ、薬について勉強できるのはいいことじゃないですか。

🐱 バカか、君は。

🐶 バカとはなんですか。パワハラで訴えられますよ。

🐱 君、メーカーの説明会で薬を使えるようになると思ってるのか？

🐶 そりゃ、メーカーのことですから、よいことは針小棒大に、悪いことは矮小化させてることくらいは知ってますよ。僕だってプロの医者ですか

ら、その辺はMRの説明も、取捨選択して大事な情報だけ取り出してますよ。

🐱アホか。**詐欺師にだまされるやつは「自分だけはだまされない」と信じ込んでるやつ**なんだぞ。特に頭がいいと勘違いしてるプライドの高い医者なんて格好のカモだ。「自分は騙されてるんじゃないか」とビクビクしているやつこそが、騙されないんだよ。

🐱ぐぐ。そう言われると。

🐱だいたい、製薬メーカーのMRさんたちがなんで無料で薬の説明会を開き、かつ高級料亭のお弁当まで無料で配ってるんだ？　慈善事業か？　もちろん、違う。そういう投資にはちゃんとリターンがあるからなんだよ。つまり、おいしいお弁当を出せば自社の薬を使ってもらいやすくなるんだ。薬のデータなんてちゃんと吟味できてないってことだよ。

🐱ぐぐぐ。そう言われると。

🐱そもそも薬を使うとは、「選択する」ということなのに、それを放棄してどうする。そういうのをな、学生も研修医もよく観察してるんだよ。そして真似するんだ。彼らの薬の選択能力をみすみす奪っているようなものだろ。

🐱うぐぐ……。

🐱では、オオベ先生。なぜMRさんとの「お付き合い」が反教育的なのか、もう一つの大事な理由を説明しよう。

🐱え、MRとの付き合いって反教育的なんですか？　製薬メーカーがなくなったら、内科医終わっちゃいますよ。

🐱ほうら、語るに落ちたな。

🐱？？

MRとの付き合いって反教育的!?
……って、「MR」って呼び捨てするな!

🐱 オオベ先生、君はさっき「MR」と呼び捨てしたな。

🐱 はっ! そう言えば、イワケン先生は「MRさん」とさん付けしてましたね。

🐱 そうだ。君は無料で薬の情報提供をしてもらい、あまつさえ高級料亭のお弁当までタダで提供してもらいながら、「MR」と担当者を呼び捨てにしているだろう。実に無礼だとは思わないかい。

🐱 いや、それは……みんなそう言っているし……。

🐱 みんながそう言っているなら、そうするのか? 君の主体性や判断力はどこに行ったんだ? 君たちは賢しらに言うんだよ。医者と製薬業界はパートナーで、いっしょに仲良くやっていかないと医療はよくならないと。だったら、なんで向こうは「オオベ先生」と"先生"付きで、こっちは「MR」と呼び捨てなんだ? 向こうは敬語で、こっちはタメ口なんだ? なにがパートナーだ、単なる上下関係、接待するものとされるものの関係にすぎないじゃないか!

🐱 まあ、言われてみれば……。

🐱 そういうのを、学生も研修医もよく見ているんだよ。最初は彼らもMRさんに敬語を使っているけど、3年目くらいになると自分より年上のMRさんを捕まえてタメ口をきくようになる。みんな、君たちの不遜な態度を観察して真似してるんだよ。みっともないったらありゃしないじゃないか。

🐱 うう、おっしゃるとおりです。すみませんでしたぁ!

🐱 だから僕は、学生や研修医に製薬業界の説明会への参加を禁止している。僕自身、そういうものには参加しない。もちろん、スペシフィックな

薬の情報は必要なことがあるから、人間関係そのものを遮断しているわけではない。ある薬の特定の副作用情報なんかを問い合わせることはある。こないだもそれが縁で、これまで知られていなかった薬の副作用を症例報告したくらいだ。でも、そのときもちゃんと「さん付け」で、敬語だよ。パートナーと言うからには、そうすべきじゃないだろうか？

😺 はい、心から反省しました。これからは、MRさんには敬語を使います。

他職種に敬語で話している？

😺 そもそも、回診の様子を見たときから、オオベ先生の敬語が気になってたんだよ。

😺 え？　でも、僕、敬語にはちょっとうるさいんですよ。ちゃんと正しい敬語を使ってたと思いますが……。

😺 僕は、言葉の「正しい」「正しくない」論争には興味ない。ら抜き言葉だろうが、ちゃんと通じれば気にしない。

😺 そんなもんなんですか。

😺 言葉の正しさ権威主義なんて、クソ食らえだ。敬語の使い方が問題なのではない。使う対象が間違ってる。

😺 え？

😺 まず第一にナース。君、すぐナースにタメ口きく癖がついてるだろ。そういう癖、3年目くらいに身に付けただろ。

😺 ドキ！

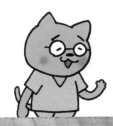

研修医にはタメロ？　ちゃんと敬語使ってる？

🐻‍個人的に親しくなって「相手もタメ口をきくような関係」になっていないかぎり、他職種には必ず敬語を使え。ナース、事務方、薬剤師、検査技師、全てだ。医者のほうがタメ口をきき、相手が敬語を使うみたいなのを、デフォルトにすんな。
🐻‍うう、それは痛いところを突かれた気がします……。
🐻‍かつての君がそうだったように、若手の研修医はこういうの、すぐ真似すんだぞ。気を付けろ。
🐻‍確かに。うかつでした。
🐻‍もう一つ、君が気付いていない「敬語」の問題がある。
🐻‍え？　まだあるんですか？

研修医にも敬語を使おう！

🐻‍研修医だよ。研修医にも基本的には敬語を使え。ただ、まあこれは文脈次第なので、いつもいつも使えと言ってるわけではない。あまり使い過ぎると慇懃無礼になるしな。
🐻‍研修医にも敬語使うんですか？
🐻‍使え。とくに患者がいっしょにいるとき、ナースなどほかの医療者の前、他科のドクターの前では、必ず使え。
🐻‍え〜〜、どうしてですか〜〜。
🐻‍一つは、クレディビリティー（信頼性）の問題だ。若くて未熟とはいえ、研修医も資格を持った立派なプロフェッショナルだ。そのプロに対するきちんとした敬意を君が示さなかったら、みんなも示さなくなるだろうが。
🐻‍むむ。なるほど。
🐻‍口では言わなくても、上から目線でオオベ先生からタメ口きかれた研修医は、ナースから「下っ端」のレッテルを貼られる。ただでさえ、研修

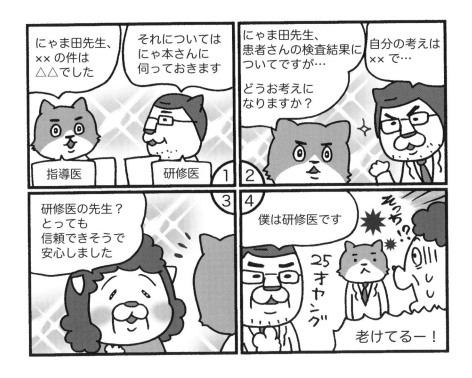

　医なんだから下っ端扱いは当たり前だけど、それを顕在化させて「タメ口」をきくことで、「こいつは軽く扱っても大丈夫」と勘違いするようになる。指示を素直に聞けなくなったり、最悪の場合は嫌がらせ、イジメ的な「指示の回避」をするナースすらいる。

🐱 確かに。そういうことって、時々ありますよね。

🐱 患者もそうだ。自分が担当している研修医が周囲から敬語を使われているか、それとも上から目線でタメ口かまされているか。これは重要な問題だ。やはり自分を担当する医者が軽く扱われてるのはよくない。それは、担当研修医を軽んじることになり、自身への検査や治療への疑念へとつながる。そして、皮肉にも患者自身のアウトカムの増悪にすらつながるんだ。逆ピグマリオン効果だよ。

🐶 ゴーレム効果ともいうんでしたっけ。あ、岩田健太郎のことですか。

🐱 そうだ。時には、あんな奴ですら持ち上げとく必要がある。**研修医への健全な敬意は、チーム全体の流れをよくし、患者の心象をよくし、そして医療のアウトカムを向上させる**。

🐶 まあ、患者をだまくらかしてるような気がしないでもないですが。

🐱 そうだよ。ごまかしてる。でも、それで彼らのアウトカムがよくなるんなら、願ったり叶ったりじゃないか。

🐶 そんなもんですかね。

🐱 そんなもんだよ。

🐶 ところでイワケン先生は、誰の前でも僕には敬語使わないですよね。

🐱 君まさか、自分が俺様に敬語を使われるべき存在だとか勘違いしてないよな。

🐶 え、だって研修医ですら……その……。

🐱 つけあがるなあ！　俺様に敬語を使ってもらおうなんぞ、200年早い！一度、王子動物園の象にアタマを踏み潰してもらい、その後パンダにアタマを噛み噛みしてもらうといい。すこしはましになるだろう。

🐶 なんで〜〜〜。

→ 隠れた教育カリキュラム（hidden curriculum）に
　気を付け、生かせ！

第2章

チーム力アップを目指せ！個性に合わせた指導からメンタルケアまで

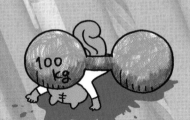

とにかく褒めて、褒めて育てればいいと思っていないか？

パフォーマンスが上がらなくてミスの多い研修医に悩んでます……①

サンドイッチ法って、ホントに使える!?

- うーん……。
- またなんか、悩んでるのか？
- ええ、研修医のA先生なんですけどね。どうも最近、パフォーマンスが上がらないんですよねえ。ミスも多いし。
- そうか、君も気付いてたか。
- いろいろ工夫して、指導しているんですけど。
- 工夫？　例えば、どんな工夫だ？
- 例えば、サンドイッチ法です。批判の前後に褒めるんですよ。褒めて、批判して、また褒める。こうやれば研修医は伸びるって、指○医講習会で教わりました。
- 馬鹿か君？　何をお花畑な妄想を信じてるんだ。褒めてれば伸びるなんて、水やってりゃ花が咲くみたいな、単純思考だぞ。一度サンドイッチの大食い大会で胃と十二指腸に大穴開けてこい。少しはましになるだろう。
- なんなんですか。だって、教育学においては……。
- 一般論は、個別の事例にアプライできるとは限らんのだ。特に最近の研修医共は、そういうどっかの講習会で付け焼き刃なノウハウを教わった教員たちのせいで、褒められ慣れてる。だから、褒めたって響かないんだ

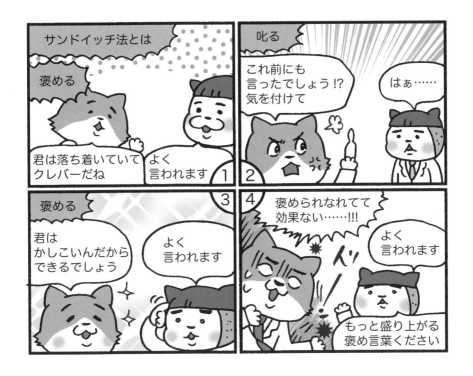

よ！　ゆとりの国の王子様！

🐻 うぐぅ……、僕も、も少し褒められたい……。

🐱 褒めるよりも、もっと大事なことがあるだろうが。今日びの研修医は、褒められたくらいでは心が動かない。それに、サンドイッチだの何だののテクニックで褒められてることも察知している。若者の感受性をバカにしてはいかん。

🐻 案外、若者に詳しいんだよな、イワケン先生は。

🐱 なんか言ったか？

🐻 いえ、ナッシング。

とにかく褒めて、褒めて育てればいいと思っていないか？

小手先のテクニックより、ずっと大切なことは…

🐱 研修医の「あの手技」「この判断」は叱ってもいい。**叱るか叱らないか、褒めるか褒めないかよりもずっと大事なのは、研修医自身の存在承認だ**。

🐱 存在承認？

🐱 そう、確かに今、A先生のパフォーマンスは悪い。それはA先生にわかってもらう必要がある。しかし、チームの一員として、A先生の失態は指導医が必ず最後まで守り抜く。そしてA先生のパフォーマンスがよくなるまで、辛抱強く、根気よく待ち続ける。絶対に諦めない。そう言い続けるんだ。

🐱 なんか、カッコイイですね。

🐱 まあ、所詮は研修医だ。過度に期待しない、というのも大事だ。

🐱 急に現実的になりましたね。

🐱 過度に期待するから、できないとがっかりするんだ。所詮、研修医なんてそんなものだ、と気楽に構えてみろ。楽になるぞ。優秀な人材に育て上げようとするから焦るんだ。前にも言ったろ。気長に成長を待て。期待しろ。その期待がわかるようにアピールしろ。そうすれば、小手先のサンドイッチなんて使わなくたって大丈夫だ。特に日本人は空気を読むからな。

🐱 なるほど。

🐱 日本の教育界は性急に結果を出そうとし過ぎる。人によって習得にかかる時間は違うんだ。数学、英語、社会。多くの生徒は「わかる前に次に行く」性急な教育制度のためにその科目で落ちこぼれ（たかのように錯覚し）、その教科が苦手になり、その教科が嫌いになる。もったいない。辛抱強く、何年でも待っていれば習得できたかもしれないのに。文科省の学習指導要領、あれが諸悪の根源だ。

🐱 どっかの学校建設予定地の下に、ゴミと一緒に埋められても知らない

ですよ。でも、そうはいっても、やっぱりパフォーマンスが悪い研修医だっているじゃないですか。どうしてもうまく成長できない研修医は、どうしたらいいんですか？

🐱 そんときは、転職を勧めろ。

🐱 はあ？

🐱 いいじゃないか。医者だけが人生じゃない。転職するのだって大事なアドバイスだ。まったく医者に向いてない奴に無理に医者を続けさせるのは残酷だろ。さっさと方針転換したほうがいい。

🐱 でも、進路を諦めるというのは……。

🐱 キャリア・チェンジに冷た過ぎるんだよ、日本社会は。失敗、方針転換に不寛容過ぎるんだよ。だから、官僚は間違いを頑として認めたがらないだろ。いいじゃないか、失敗したって。いいじゃないか、転職したって。やり直しの効かない失敗なんてないんだから。

🐱 過激だなあ、イワケン先生。

→ 褒めるな、認めろ！　必要なのは、「存在承認」

パフォーマンスの悪い研修医、チームへの影響をどう考える？

> パフォーマンスが上がらなくてミスの多い研修医に悩んでます……②

いろんな人が集まって来られるチームでいよう

🐺 こないだ言われた、「パフォーマンスの悪い研修医には転職を勧めろ」というのは極論として、どうすればいいか、ちゃんとアドバイスくださいよ〜。

🐺 まずね、パフォーマンスが悪い研修医を歓迎しよう。そうすれば、パフォーマンスがイマイチなほかの研修医も、「ここなら僕たちの居場所がある」と、やって来る可能性が高い。もし、パフォーマンスのよいスーパー研修医だけを歓迎し、出来の悪い研修医お断り、にしたら、そのチームはどうなる？　参入者がどんどん減っていき、先細りしていくだけだ。

🐺 ああ、わかります。そういう診療科ってありますね。

🐺 そういう診療科は、なるほど優秀な人材がそろっていて、見た目にはパフォーマンスがいいかもしれない。しかし、長い目で見るとそういう科はやせ細り、滅びゆく運命にある。参入者に対するハードルが高いからだ。

🐺 でも、ハードルが高いところで挑戦したいっていう優秀な研修医は集まると思いますよ。

🐺 その可能性もあるが、頭がよくて性格がよくて、体力抜群の研修医な

🐶 んて、そうたくさんはいない。いずれ立ち去り型に、衰退していく。その科の一番の下っ端は何歳になっても下っ端の仕事をしないといけない。下に新しい人が入ってこないからだ。その恨みがチームパフォーマンスを下げる。悪循環だ。

🐶 うーん、リアリティある一例ですねえ。

🐱 そんなになんでもかんでもできるスーパー研修医じゃなくてもいいんだ。勉強ができなくても、性格がよい。体力がなくても、患者の気持ちはわかる。何かの欠点はほかの長所で補えばよいし、「体力がない、だから患者の気持ちがわかる」みたいなのは、欠点がある意味、長所になっている。病気したことがない体力バカの研修医よりも、ずっと患者に寄り添えそうだろ？

🐶 確かに。

🐱 多様性のない等質な集団だと、そういう観点が抜け落ちてしまう。**多様性を許容して、いろんなタイプの人材を確保しておいたほうがよい**。子育てしている研修医、介護中の研修医、持病がある研修医、大歓迎だ。それがチームに新しい価値をもたらすんだ。等質な集団は、普段は価値観を共有しやすいからチーム作りは楽だけど、トラブルが起きたり、間違えたときに総ゴケする可能性が高い。普段役に立たない人も、いざトラブル発生というときにはとても役に立ったりするものだ。異質な集団、梁山泊のような組織のほうが、絶対に強いチームだ。

🐶 なるほど。

🐱 個々人が10のパフォーマンスが出せるだけのチームは弱い。個人の力が1や2の人たちも歓迎すると、全体では（ネット）総合点はより高くなるんだ。「当直できない？　ふざけんな！」と追い出すような組織よりも「週1回でも外来やっていただけるんなら、大歓迎です」のチームのほうが、チーム全体の戦力は高まる。簡単な、算数の問題だ。

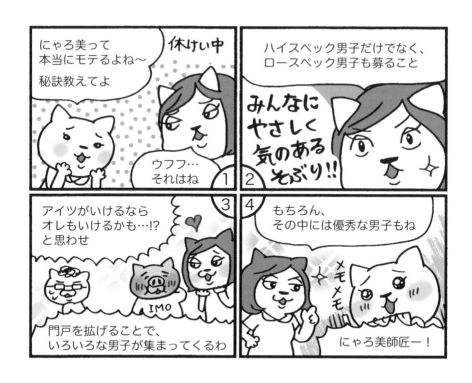

🐱 そうですねえ。

🐱 そのために大切なのが、価値の多様性への寛容と、嫉妬心の克服だ。ヒトと自分が違うことは、よいことなんだよ。自分が当直しなきゃいけないのに、あの人は当直していない、みたいなつまらない理由で他者を排除しようとするから、チーム全体のパフォーマンスは落ちるんだ。

🐱 確かに。

🐱 僕の元部下で難聴のあるドクターがいたけど、拡声器付きの電話の受話器をポケットに入れ、特殊改造した聴診器を使って診療していた。優秀だったよ。ハンディキャップのある人を歓迎するのは、チームパフォーマンスの観点からも、医療倫理の観点からも、正しい。外国人医療者の輸入がトピックになってるけど、彼らも「日本語能力が若干劣るハンディキャッ

プの持ち主」と考えればいいんだ。彼らに完璧な日本語力を求めるなんて、酷過ぎるよ。

🐱 そういうこと言ってると、また、どこぞの機関に怒られますよ。

スパルタより、持続的に努力できるメンタリティーの育成を

🐱 <u>研修医の健康維持も大切</u>なんだ。沖縄県立中部病院では、研修医の目標に「患者を殺さない、自分が死なない」という標語があったけど、言い得て妙だ。

🐱 沖中は昔から、苛烈な研修で有名ですもんね。

🐱 まあ、最近はだいぶ穏やかな研修になってきたみたいだよ。それにしても、過酷な研修だったら、研修医の実力が伸びるっていうのはほかの業界を考えるとちょっと考えられないよね。そういう過酷な環境でも「がんばってやるっ！」というタフな研修医が集まりやすかったから、あの病院は優秀な研修医が多かったんじゃないかなあ。因果が逆だと思うんだよ。

🐱 うーん、そうかもしれませんね。

🐱 そうだよ。スポーツの世界でも、音楽の世界でも、もちろんレベルの高いところでのトレーニングは厳しい。けれども、自らの健康を損なうくらいの無茶苦茶なトレーニングで大成することはあり得ない。昔、高校サッカーとかでも、ものすごい練習させるので有名なチームがあったけど、その高校からはほとんど名選手が誕生しなかった。高校サッカーレベルでは圧倒的な体力で優勝できたかもしれないけど、世界レベルでパフォーマンスを示す選手がほとんど育たない。これじゃ意味ないじゃないか。

🐱 野球やサッカーの世界では、そういう逆説は多いみたいですね。活躍できるのは高校時代だけ、みたいな。

🐱 スパルタも必ずしも悪くないんだけど、あまりやり過ぎて、「高校卒

業したら、ああいう練習したくない」になっちゃ、意味がない。**持続して努力を続けられるようなメンタリティー、鬼の指導者が目を光らせていなくても自主的にトレーニングできる主体性こそ、大事にするべき**なんだ。スポーツの世界だけじゃない。医学生のなかには、厳しい大学受験が終わった途端に勉強を止めてしまうもったいない人たちがとても多い。自分の能力の限界値が、成人もしていない、社会で何の役にも立っていない若造のときって、非常に悲しくないか？　厳しく教えてもいい。でも、人はサステイナブルに育てるべきなんだ。

🐺そうですねえ。

🐺というわけで、研修医のフィジカル、そしてメンタルな健康には十分に留意しないといけない。最近の若者はメンタルが弱い、といわれる。そういう側面もあるとは思うけど、たぶん昔の人もそんなに強いわけではなく、そういう問題を無視したり、いじめに転化させてただけだと思うんだよね。

🐺まあ、「"昔はよかった"はたいてい間違い」ってイワケン先生、よく言いますもんね。

→パフォーマンスの悪い研修医を歓迎しよう！
　多様性のあるメンバーは、チーム力をアップさせる。

みんなに平等に教えるべき、と思っていないか？

相手によって指導にムラが出ないようにするのも、気を遣うよねぇ……

平等に教えてはいけない！？

🐱 イワケン先生、ちょっと研修医の指導にムラがあり過ぎるんじゃありませんか？　差別的な態度は問題ですよ。

🐱 あんだって？　僕のどこが差別的だよ。

🐱 だって、研修医のB先生、全然指導してないじゃないですか。女性のC先生ばかり指導して。そういうセクハラまがいの指導医は問題ですよ。まあ、イワケン先生が問題指導医であることは前々からうすうす気付いていましたが。

🐱 なんか、どさくさ紛れにさらっと聞き捨てならないことを言うねえ。じゃ、オオベ先生は平等に研修医を教えているというのかい？

🐱 はい、もちろんです。男女、出身大学に関係なく、平等に教えますよ、僕は。まあ、白状すると、以前は総合診療目指してる人にはエコヒイキする傾向もなくはなかったですが、今は自分の科を希望する、しないにかかわらず丁寧に教えるようにしています。ていうか、それはイワケン先生がそう言ったからじゃないですか（p.15参照）。

🐱 相変わらず、君は脳天気な愚か者だねえ。

🐱 あんだって？

🐱 そうじゃないか。研修医なんて平等に教えていいわけないじゃないか。

みんなに平等に教えるべき、と思っていないか？　43

不平等に教える。それこそが初期研修医教育の要諦だよ。

🐱 先生、頭、どこかにぶつけました？ そんなセリフ、病院長に聞かれたら大変ですよ。最近は研修医の親御さんもうるさいですし。バレたらクレームものですよ。

🐱 ああ、クレームなら、ちょくちょく受けてる。研修医の親が大学の教授だったり、病院長だったりして居丈高に「うちの子どもがひどい研修を受けてる。なんとかしろ」とか言ってくる。ああ、やだやだ。あんな親の子どもが、そんな大した医者になれるわけないじゃん。

🐱 話が横道にずれてますし、これがフィクションでなかったら大変なことになってますよ。

🐱 君も私も架空の存在だから、言いたい放題なんだもんねぇぇぇ。

🐱 そういう危ない橋を渡るのはいい加減にして、どうして平等じゃいけないのか、教えてください。

研修医指導は、なぜ「平等ではいけない」のか？

🐱 いいよ、特別に教えてあげよう。オオベ先生は、なんかスポーツやってた？

🐱 僕はラガーマンでした。

🐱 おお、素晴らしい。ラグビーやってる人には悪い人はいないっていうよね。

🐱 そのとおりですよ。

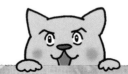

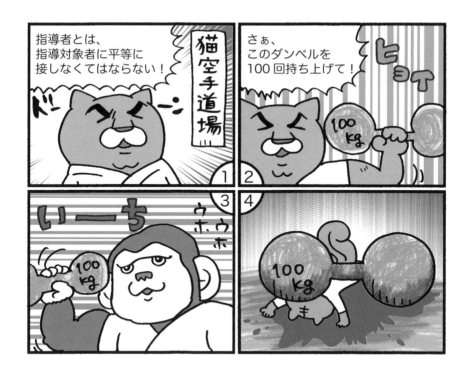

🐱 今、その仮説が脆くも崩れ去った。

🐱 なんてことを！

🐱 ま、いいや。ここに松尾雄治並みの韋駄天スクラムハーフと、鈍足の巨漢フォワードがいる。50mダッシュをするんだけど、同じ量走らせるか？

🐱 松尾とは懐かしいですね。いや、そんなことはしません。そもそも両者に与えられた役割が違いますし、目指しているものも違います。なにより走力が段違い……は！

🐱 さすが、発想は凡庸だが、頭の回転だけは速い秀才タイプのオオベ先生、気付いたかな？

🐱 なんでいちいち微妙にネガティブな評価になるんですか。

🐱 さ、答えてみたまえ。研修医を平等に教えてはいけない理由。

みんなに平等に教えるべき、と思っていないか？

🐱 それはですね、**研修医によって目指しているビジョンが違うし、もともと持っている能力も違うし、モチベーションも違う。それを同じように教えていては、うまく噛み合わない**ってことですね。

🐱 秀才くんの答えだな。だが、正解だ。

🐱 なるほど、納得です。

🐱 B先生は自分でコツコツ学習するタイプだ。ああいうタイプは、間違ってるときだけ方向修正してあげて、基本路線は「邪魔をしない」のが大事だ。C先生は手取り足取り教えてほしいタイプの研修医で、お望みどおり手取り足取り教えてあげればいいんだよ。

🐱 うーむ。そこまで深く考えていたんですね。

🐱 **研修医によってキャラは違う**からね。よく医学教育かじった人が間違えてるけど、研修医を怒鳴りつけてもダメじゃないんだよ。むしろそういう指導に憧れている体育会系研修医も少なくない。作り笑顔でニコニコ褒めて育てると、「そういうタイプ」にはむしろ気持ち悪がられる。指導医講習会の翌日に急に態度が変わる指導医に、この「気持ち悪がられる」タイプは多いな。

🐱 またフィクションだからって、そんな恐ろしいことを。

🐱 まあ、最近の研修医は叩かれて凹むタイプも多いから、一般論としては怒鳴りつける教育はマイナスなことが多いけどね。レジリエンス（精神的回復力、耐久力）の涵養も大切だけど、その話はまた別な機会にしよう。

🐱 でもイワケン先生、C先生は「先生にやたらベタベタ触られて気持ち悪い」って、僕に苦情を言ってきましたよ。

🐱 え？　い、いやいやいや。それはスキンシップと彼女のキャラを考えた教育的な態度で……あくまで……。

🐱 まあ、研修医に応じて異なる教育は大事だけど、相手を見誤るとミスマッチが起きる、ってことですね。オヤジのセクハラはみっともないですよ。

🐱 違う！　あくまで教育の一環で……。

🐱 オヤジは皆そう言うんです。

→不平等に教えよ！
　これこそが初期研修医教育の要！

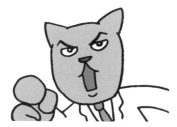

みんなに平等に教えるべき、と思っていないか？

医者に不向きなキャラだなあと思ったら、どう指導している？直そうとしている？

すごく愛想の悪い研修医がいるんですよね……
ナースからも苦情が来てて……

コミュニケーション下手な研修医

🐱 イワケン先生、見てましたか？　研修医のD先生、ちょっとひどいですよね。

🐱 うん、見てた。

🐱 D先生、愛想悪過ぎるんですよ。患者さんにもボソボソっと小さい声で喋るだけ。ナースにも説明不足、言葉足らずで、360度評価も低いです。というか、もう少し笑顔の一つも見せたらいいじゃないですか。あれじゃ、周りの評価が上がらないのも当然ですよ。

🐱 まあ、そうだな。

🐱 わかりますよ。イワケン先生の言いたいことは。優秀じゃない研修医も一所懸命教えろ、でしょ（p.38参照）。そりゃ、そうですけど、やっぱり問題のある研修医指導はストレスフルですよね。師長さんとかからも苦情を言われるし。まあ、やりがいがあるのは事実なので、がんばりますよ。今度面接を持って、いろいろ指導してみます。

🐱 やめとけ。

🐱 はあ？

🐱 やめとけ。そんな面接、持つ必要ない。ほっとけばいいんだ。

🐱 ええ〜〜、それはさすがにないんじゃないですか。研修医を見捨てちゃダメだって、イワケン先生もいつも言ってるじゃないですか。

🐱 それが、君の甘さだ。「過度の一般化」というやつだ。

🐱 はあ？

🐱 まあ、聞け。今からその根拠を教える。

いつか優れた指導医になればよい

🐱 研修医の問題には、「すぐ直したほうがよいもの」と「すぐには直さないほうがよいもの」がある。

🐱 そうなんですか。

🐱 前にも言ったろ。研修医を教えるのは、優れた研修医を育てることではなく、優れた指導医を育てることにある、と（p.10参照）。

🐱 そうでした。

🐱 じゃあ聞くけど、優れた指導医って、何歳くらいまでになればいいんだろ？

🐱 え？？？　さあ、30代中盤？

🐱 まあ、そうかもしれんが、その後、劣化していったら元も子もないだろ。40、50代で劣化して使いものにならなくなる指導医の、なんと多いことか。

🐱 あああぁ、そんなこと言って……、VXガスか何かが振ってきそう……！

🐱 というわけで、何歳でしっかりした指導医になるべきか。明確な基準はない。早熟な20代もいるだろうし、50代くらいで大化けする指導医もいる（見たことある）。

🐱 言われてみれば、そうですね。

医者に不向きなキャラだなあと思ったら、どう指導している？直そうとしている？　49

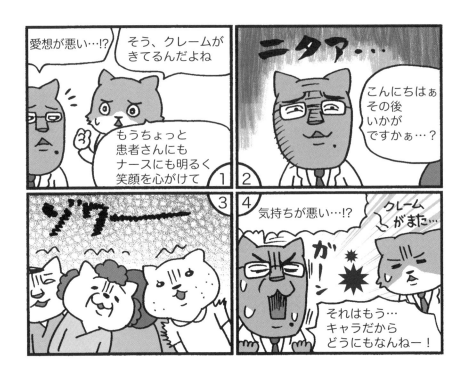

🐱 最終的に、その人物が優れた指導医になればいいんだ。早熟な医者は、その足を引っ張るな。やりたいようにやらせてやれ。伸びる人間の邪魔をするな。

🐱 はい。

🐱 大器晩成型の医者は、焦るな。焦らせたら、逆効果だ。ゆっくり待つのが大切だ。そうすれば、いつか芽が出ることもある。

🐱 保証はないんですか？

🐱 あるもんか。人間のことだからな。必ず上手くいくなんてナイーブに過ぎる。しかし、たとえ芽が出ないにしても、芽が出やすい戦略を取る以外に選択肢はない。教育は情熱とか思い入れ（あるいは思い込み）でやるものではない。少なくとも、情熱と思い入れと思い込みだけでは、だめだ。

勝てる可能性の高い選択肢をクールに取る。そういう戦略性が重要だ。

🐻 なるほどぉ。

🐻 要するにD先生の問題は、シャイなキャラからくる問題だ。シャイな人物に「シャイになるな」と言って、できるわけがない。一般に、「キャラの問題」は待つのが大事なんだ。

🐻 そうなんですか。

🐻 ま、俺様の経験上、シャイなキャラはいつか、ある日、突然解決することが多い。自分で変わろうと思ったとき以外に、キャラというのは変わらないんだ。

🐻 イワケン先生も、キャラ変えられないんですか。

🐻 なんか、言ったか？

> ➡ キャラの問題は、「待つ」ことが大切！
> わざと見逃す欠点もある！

知識不足の研修医、どう指導している?

最近のヤツは、知識がなさ過ぎる!

なぜ研修医の知識のなさに腹が立つのか

🐺 イワケン先生、最近の研修医って本当に知識がないですね。僕らが若いころはもっと一所懸命、勉強したものだけどな。

🐱 オオベ先生、「僕たちの若いころには」と言い出すのは老化・老害の初期徴候なんだよ。

🐺 うぐぐ。確かに。

🐱 それに、僕は君が初期研修医だったとき、どんな研修医だったかよく覚えているんだよ〜ん。

🐺 あわわ。「人生で一番みじめな初期研修医時代を知ってる上級医には、一生頭が上がらないの法則」を忘れていた〜。

🐱 なんじゃ? その長い法則は。

🐺 まあ、確かに「僕たちの若いころは」は禁句だと思います。でも、それにしても知識ないですよ〜、今年の研修医。基本的な鑑別診断や意識障害のワークアップ、電解質異常のアルゴリズムとか、全然知らないんですよ。

🐱 いいじゃないか〜、なんにも知らなくたって。

🐺 先生は、何も知らんアホな研修医見ていて、腹立たないんですか?

🐱 もちろん、立たないよ。僕が彼らよりもずっとずっと知識があるのは

🐱 当然じゃないか。そんなこと、いちいち目くじら立てるほど、僕は小物じゃないよ。

🐶 うわ、金持ちけんかせず的な対応だあ。

🐱 研修医が自分と比肩できる能力がなきゃダメだ、みたいな幻想を持つから、腹が立つんだよ。僕と研修医では格が違い過ぎて、比較しようなんて気すら起きないよ。そもそも、研修医というのは知識も技術も足りないから、「研修医」なんだ。知識も技術も十分にあったら、研修なんてやる必要ないじゃないか。研修医がやらかした医療過誤で「研修医が未熟なために起きた事故」と、個人を断罪するのは間違ってる。研修医が未熟なのは「前提」だからだ。その未熟な研修医に勝手なことをやらせるシステムの問題と捉えるべきなんだ。

🐾 🐾 🐾

🐶 まあ、先生のおっしゃることは正論ですけどね。学生のときにチュートリアルも、ベッドサイド実習もやってるわけだから、もう少し「使えるやつ」になっとくべきだと思いますよ。

🐱 バカだなあ。医学部でやってるチュートリアルなんて、たいていは「診断当てゲーム」に過ぎない。PBL（problem based learning）っていうじゃないか。あれは本来は、「問題を土台にした学習」なんだけど、日本では「問題解決型学習」と勘違いされてるんだよ。大量の情報をググって診断当てるだけだから、現場で使えるわけがない。ベッドサイド（bed side learning；BSL）もたいていは見学と授業、自科のリクルートとあま〜いレポートで終わり。<u>実習期間も1週間程度と短過ぎて、とてもじゃないが臨床力なんてつくわけはない</u>。BSL期間中は授業なんてやらず、最低4週間は同じ科でガンガン実習し、患者と過ごし、たくさんの技術を覚えなきゃ意味がない。

🐶 アメリカの医学生なんか、そうですよね。

🐱 北米だけじゃない。僕が知っている限り、アジアでもヨーロッパでも南米でも、医学生はもっともっと優秀で、日本の医学生が一番甘やかされてるよ。

🐻 でも、先生は研修医は無能でも構わないって言ってるじゃないですか。矛盾してませんか？

🐱 大人というのは矛盾した存在なんだよ。

🐻 ぐぐっ、なんかごまかされたような。

🐱 医学生教育はもっともっとよくなるべきで、医者の免許を取るころにはある程度「使える」やつになっておくべきだ。それについてはオオベ先生に異論はない。しかし、それとは別に、指導医は研修医の知識がないことを根拠に叱責してはいかんと僕は思う。その根拠をこれから説明する。

🐻 ？？

研修医の知識がないことを根拠に叱責してはならない！

🐱 知らないことは学べばよい。今、医学知識はどんどん膨張して巨大化してるからな。しかも、僕たち指導医は自分の専門領域しか知らないから、ついつい自分目線で「自分が常識」と思っていることを「他人にとっても常識であるべきだ」と考えがちだ。でも、案外そんな根拠はどこにもない。研修医はいろんな科を回るからな。

🐻 自分目線で研修医の「常識」を吟味したらいけない、ってことですよね。

🐱 そう、大切なのは研修医に「これは知っとくべき"常識"だ、少なくとも僕たちの領域ではそうだ」と示すことだ。知らないことを責めることではない。

🐻 な〜るほど。言われてみればそのとおりですね。

🐱 知らないことは恥ではない。**責めるべきは、知らないことに無自覚な**

==態度にある==。だから、研修医に知識がなくても僕は全然怒らないけど、自分が担当した患者に出されている薬や、出している検査について勉強してないときは怒る。患者の抱えている病気についてちゃんと勉強してない場合も怒る。自分の患者の飲んでいる薬、出している検査、抱えている病気については、「当然、勉強したい」と思うべきだ。その==「知りたい」という態度が示されていないのが、問題==だ。

🐶 そうですね。

🐱 つまり、単なる知識ゲーム的に「知ってるか」「知ってないか」は叱責の根拠としてはどうでもよい。でも、診療現場で患者について「知りたいと思っているか」「思っていないか」は重要な案件だ。その「知りたい」という欲望がない、示されていない場合は、その研修医はボコボコに叱責されても仕方がない。

🐶 なにもボコボコにしなくたって。

🐱 例えば、電解質異常や血液ガスの解釈とか、「知りたい」と思って教科書を開いて勉強しても、よく理解できないことはある。僕も、何度教科書を読んでもうまく理解できなかった時期もある。白状すると、今でもよくわからんこともある。それは叱責の対象にはならない。知りたいけど、わからなかったんだから。

🐾 🐾 🐾

🐶 あくまで「姿勢」が大事なんですね。なんか、精神主義だな。

🐱 そうだよ、僕は時代遅れな精神主義者だよ。アウトカムベースなんてクソ食らえだ。一所懸命やったってできない研修医はいるんだよ。スポーツでも、なんの努力もなく難しいことを難なくできるやつっているじゃないか。何度練習してもできない不器用なやつもいる。できるやつが、できないやつに向かって「なんでこんなことができないんだ?」となじるんだよ。もちろん、できないやつに「なんでできないのか」は、わかるわけがない。

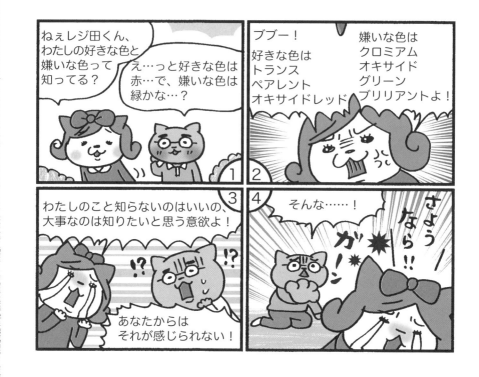

　できるやつにだって、わからないさ。そんなことをなじっても何も起きないんだよ。

🐱 わかります。

🐱 ただ、「できるようになりたい」という欲望は持つべきだ。そしてベストを尽くす。ベストを尽くしてもできないことはある。それは仕方がない。僕たちは研修医が本当にベストを尽くしているのか、そこをみてやるんだ。まあ、ベスト尽くせてないことがほとんどだけどな。

🐱 「僕たちはまだ本気出してないだけ」って輩ですね。

🐱 そうそう。

🐱 先生、学生のときは「なんでこんなこともできないんだ？」ってなじられたほうでしょ。

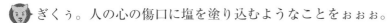

- ぎくぅ。人の心の傷口に塩を塗り込むようなことをぉぉぉ。
- ちなみに僕は、言われればたいてい一回でできる、器用なタイプなんですよ（鼻高々）。
- ゆとりの国の王子様がぁぁ！

> →知識のなさを責めるなかれ！
> 　知識への欲望のなさをこそ責めよ！
> 　～このような「叱責の根拠」を、自分の中で持つべし！

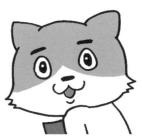

叱った後、すぐにフォローしている？

最近の若い子って、
ちょっと叱るとすぐ凹みますよね……

研修医を叱ったら、めちゃくちゃ凹まれた……どうする？

🐺 ん？　なんだ？　なんかアセった顔をしているな。

🐱 ちょっと、研修医を叱り過ぎちゃったものですから。最近の研修医はヘコミやすいですし、しばしば逆恨みもしやすいですからね。変にこじれる前に、修正しとこうと思って。

🐺 やめとけ。

🐱 え？

🐺 やめといたほうがいい。

🐱 どうしてですか。フォローしとかないと、後で人間関係が面倒くさくなっちゃったら厄介ですよ。下手すると、パワハラ委員会とかにチクられる可能性だってあるんですよ。

🐺 ま、そうかもしれないが、いちいち研修医叱るたびにフォローに走るなんて、指導医としては面目丸つぶれじゃないか。

🐱 面目よりも、パワハラ委員会ですよ。でも、面目を気にするなんて、いつも形式よりも実質を重んじるイワケン先生らしくないですね。

🐺 そうじゃあない。オオベ先生が研修医を叱り、その後すぐにフォローする。これが習慣化されてみろ。研修医は必ずそれを学習する。あいつら、「傾向と対策」をやらせれば非常に有能なんだ。

🐱ああ、まあそうかもしれませんね。

🐱すべての教育手法はいずれマンネリ化する。「叱って、すぐにフォロー」の戦略もすぐに傾向を分析され、対策をとられ、そして「叱る」行為の意味そのものが鈍化してしまう。長期的にはとらないほうがよい作戦だ。そもそも、すぐにフォローするくらいなら、最初から叱らなかったらよかったんだ。

🐱え～～～、でも～～～。

🐱あのな、叱るというのは重たい作業だ。叱られる側にとっても、叱る側にとっても重圧のかかる、つらい営為なんだよ。だから、気軽に叱りたくはないし、気軽に叱るべきでもない。毎日、ストレス発散のために八つ当たり的に研修医を叱り飛ばすような鈍感、無神経、単細胞、ダイナソーな指導医など、論外だ。

🐱そこまで言わんでも……。

🐱というわけで、研修医を叱り飛ばすのは非日常的な非常手段に限定すべきだ。毎日やることじゃあ、ない。しかし、やったからには最後まできちっと完遂しろ。叱っておいて、後でなだめてしまうくらいなら、最初から叱らなきゃよかったんだ。

🐱え～そうですか～？　なんかだまされているような。

🐱あほ、これまで僕が君をだましたことがあるか？

🐱いつもだまされているような……。

自分でフォローするのはよくない……では、どうする？

🐱 もちろん、何もしなくてよいとは言ってない。

🐱 と、いいますと？

🐱 つまりな、フォローは必要なんだよ。でも、オオベ先生が自分でフォローすると、叱った効果が目減りしてしまうし、将来的にもよろしくない。

🐱 はい。

🐱 だから、他人にフォローさせるんだ。

🐱 ええ？

🐱 そうだな。おすすめとしては、同級生、あるいは1、2年先輩かな。ちょっと呼びつけて、「あいつ、僕が叱って落ち込んでるみたいだから、ちょっとフォローしてやっとけよ」とか言うんだ。

🐱 それでいいんですか？

🐱 いいんだよお。通常、部下は上司に仕事を任されるのが嫌いだ。面倒くさいからな。でも、こういう「フォローしといてやれよ」は、うれしいものだ。"人間的に頼りにされている感"があるからな。

🐱 はあ。

🐱 ここで、「フォローしといてやれよ」と言った研修医も籠絡するのだ〜。

🐱 なんかずるい〜。

🐱 当たり前だ。「兵は詭道なり」と孫子さまも言うておろうが。敵を騙すには、まず味方から。

🐱 それ、例え間違ってますよ。

🐱 一粒でも二度おいしい。**ある研修医を叱責し、その研修医を別の研修医にフォローさせ、そのフォローさせる研修医のハートをぐっと掴む**。転んだらたくさん石を拾い上げるまでは立ち上がるな、という尊い教えだ。

🐱 ほんまかいな。

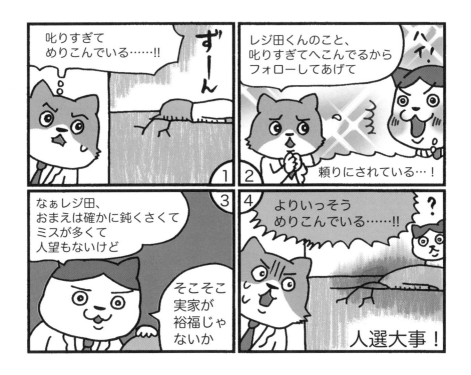

🐱 **研修医に研修医をフォローさせるのは、精神面での慰撫のためだ。**研修医が犯したしくじりは消失しない。オオベ先生に叱責された根拠も消失しない。しかし、叱られて落ち込んだその精神のみが慰められるんだ。**教育効果を減じることなく、メンタルヘルスにも配慮を示す**、高等テクニックだと思わんかね？？ おまけに、こちらの信者を一人増やす可能性が高い。

🐱 うーん、なんとなく、言われてみればそうなのかも、という気もしてきました。

🐱 周りの研修医にそっとフォローさせてた、なんて美談は、いずれ人の噂になる。それを叱責された研修医自身が聞いてくれれば、しめたものだ。間接的に、「そうか、表では厳しいことを言っていても、やっぱりオオベ

先生は僕のことを考えてくれてたんだ」と勘違いしてくれる。

🐱 勘違いって！

🐱 勘違いでいいんだよ。研修医なんて単純なんだから。こうやって二重三重に仕掛けを作って、人心掌握に励むんだ。普通に仕事して、普通に教育するだけでアウトカムが出せると思ったら大間違いだ。**人たらしとは、キャラを指す言葉ではない。戦略を指す言葉なのだ**。

🐱 じゃ、なんでイワケン先生はこんなに研修医に人望がないんですか？

🐱 ほっとかんかい！

→ **叱った研修医がめちゃくちゃ凹んだときは、第三者にフォローさせよ！**
そうすれば、教育的効果を減じることなく、叱られた研修医の精神はなぐさめられ、さらにフォローを指示した職員も「頼りにされた」と心を掴まれる（ハズ）！

研修医を定時に帰しているか？

うちを回ってる初期研修医、僕がまだ仕事してるのに、定時になったら帰っちゃうんですよ……

上司に付き合わせて、しなくてよい残業をさせていないか

🐱イワケン先生、聞いてくださいよ。うちを回ってる初期研修医が「定時になりましたから」って、家に帰っちゃったんですよ。

🐺仕事が残ってるのか？

🐱いや、彼に与えられた仕事は全部こなしましたよ。でも、初期研修医が17時に帰宅しちゃうなんて、非常識にも程があるじゃないですか！

🐺なんで？　何が非常識なの？

🐱だって、僕なんか、ずっと遅くまで残っているわけですし……。

🐺オオベ先生が遅くまで残っていると、研修医もそれに付き合わなきゃいけないわけ？

🐱まあ、そういうふうに決めてるわけじゃありませんが、ちょっと薄情なんじゃないんですか？

🐺君は、その研修医が既婚だか未婚だか知ってるかね？　お子さんがいらっしゃるかどうか。介護を必要としている親が同居していないか。知ってるかい？

🐱いいえ。そんな個人情報は把握していません。

🐺あの研修医は、結婚していて、小さいお子さんが生まれたばかりだ。

お父さんが難病で寝たきりなんだ。奥さんも体を壊しがちで、しばしば看病してあげなきゃいけない。そんな大変な境遇の彼が、仕事もないのに単にダラダラ仕事を遅らせてるオオベ先生に付き合って夜まで病院にいたとしたら、そっちのほうが薄情だと思わないかい？

🐱 別にダラダラ仕事を遅らせてるわけではありませんが。でも、彼ってそんな大変な境遇だったんですか？　全然知らなかった。

🐱 嘘だよ。

🐱 え〜〜〜！？

🐱 嘘だけどさ、そういう研修医だっているかもしれないじゃないか。オオベ先生が把握していないだけで。

🐱 え〜〜〜、まあ、そうですけど〜。

🐱 仮にそういう境遇にいなかったとしてもだよ、研修医が仕事を終わらせて帰宅するのは実に健全なことだと思うよ。リフレッシュして翌日の仕事に邁進するもよし、自宅で勉強するもよし。どっちにしても病院の業務にとってはプラスになるんじゃないかな。ダラダラ遅くまで残って残業代を掠め取っているオオベ先生より、ずっと立派だよ。

🐱 なんでそこにくる？

🐱 オオベ先生は、上司よりも部下が早く帰宅するのがムカつくわけだろ。でも、そんなの時代遅れなアナクロな考え方だよ。仕事が終わったらさっさと帰宅する。これ、国際的には常識だよ。夜遅くまで仕事をするのが医者のデフォルトだと信じ込んでいるのは、日本社会の悪い癖だ。海外では医者であっても定刻になったらさっさと帰宅し、当直チームに後を任せるんだよ。そうやって全員のQOLを確保する。

🐱 先生、そんなこと言うから、「アメリカかぶれ」って言われるんですよ。

🐱 馬鹿野郎。俺は日本で一番アメリカ医療に批判的な医者だよ。俺の書いた本をちゃんと読んでみろ。何も読んでない愚か者が、知りもしないで、

留学経験のある俺を妬んでそういうデマを飛ばすんだ。

😺別に先生を妬む理由は全然ないと思いますけど。単に研修医教育で（ちょっと）評価が高いだけじゃないですか。

😺な〜に〜を〜、お前、そんな目で俺を見てたのか？

😺まあ、でも、おっしゃることはわかりました。確かに、「仕事が終われば上司がいても帰宅する」は、必ずしも間違った態度ではないような気がしました。

😺それだけじゃない。研修医ができるだけ早く帰宅するのは、彼自身のパフォーマンスを上げるのにとても重要なんだ。つまり、これは教育効果なんだよ。

😺なんですって？　早く帰宅する研修医が優秀になれるわけないじゃないですか。

😺そこが、オオベ先生の浅はかさだよ。

😺グサッと罵りますね。

😺君もね。

「手段の目的化」が起こらないようにしよう

😺よく引用する例だが、ラグビーの平尾剛さんが言うには、出来の悪いコーチがやる練習のパターンがあるんだという。

😺といいますと？

😺出来の悪いコーチは選手を練習でガンガン走らせる。そして、疲れ切ってもう一歩も動かなくなるようになるまで練習を続けるんだそうだ。

😺それのどこがいけないんですか？　ラグビーは走ってなんぼ。さぞスタミナのあるよいチームになるんじゃないですか？

😺逆だよ。そういうチームは試合になると、最後まで走り切れず、すぐにバテバテに動けなくなってしまうんだ。

🐱え？　どうしてですか？

🐶理由は簡単だ。「疲れ切って一歩も動けなくなる」まで練習していると、いつしかそれが練習の目的に転化してしまうからさ。人間というのは不思議なもので、**手段の目的化**が起きると、「早く疲れ切って動けなくなるようになりたい」という無意識の欲望が生じてしまうんだ。無駄な筋肉の動き、バラバラなフォームが醸造され、「疲れやすい」身体の動き方をしてしまう。スタミナをつけるつもりが、かえってスタミナのない体になってしまうんだ。

🐱ああ、なるほど。なんとなくわかるような気がします。

🐶さて、**研修医を毎晩夜遅くまで居残らせることを「目的」にしてしまうと、何が起きるかわかるか？　その研修医はどんどん無能になっていく**んだよ。30分でできる患者のアセスメントに2時間も3時間もかけるようになる。15分で書けるカルテに1時間を要するようになる。ダラダラと時間を引き伸ばして延長するようになる。そして夜中まで病棟にはべり、「一所懸命やってる優秀な研修医」という勘違いな評価を受けるんだ。

🐱うむむ。確かにそういう研修医、多いかも。

🐶俺は内科研修医のころ、自分の受け持ち患者を12人前後にキープできるのが優れた研修医だ、と当時の指導医に教わった。そのためにはどんどん入院してくる患者に対して、すでに入院している患者を上手に退院させねばならない。

🐱ふむふむ。

🐶そのためには、入院当初から正確に患者をアセスメントし、治療計画を立て、そして退院に必要な諸々の事項を見通して着々とやっていく能力が必要だ。3、4人分の治療計画を同時に考えるような効率性も必要だ。

🐱なるほど。

🐶出来の悪い研修医は、場当たり的に「発熱」「胸痛」といった主訴だ

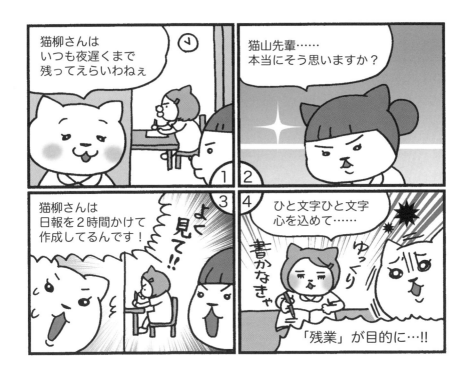

けで入院させ、なんとなく検査を出し、なんとなく治療する。退院をいつ、どのようにさせるかも考えていない。だから、ずるずると入院期間が伸びる。入院期間が伸びると自分の患者リストは減らない。減らないから、患者が溜まってマネジメントが遅れる。そうこうしているうちに、予防対策なんかを怠って患者に合併症が起きる。そして入院期間がさらに伸びる。悪循環だ。

　うーん、ありがち。

　そうやって後手後手に患者対応に追われているから、勉強する暇もない。よって能力も上がらないんだ。

　はい。

　研修医は、「定時で帰宅できること」を目標にすべきなんだ。研修医も、

指導医も。定時を定めてしまえば、逆算的に今日どのように一日を過ごすべきか、一所懸命考えるようになる。工夫するようになる。遅くまでダラダラ残っている研修医には、何の工夫もない。そんな研修医を許容し、あまつさえ賞賛するなんて、指導医としてもってのほかなんだ。価値の顚倒だよ。

🐻 うぐぐ。また完膚なきまでに論破された……。なんかくやしいぞ。

🐺 多くの病院の経営状態はよくない。赤字の最大の原因の一つは、人件費だ。そして、人件費の一番のムダは「必要ないのにやってる残業」代だ。ここにメスをズバッと入れれば、病院経営もかなりよくなるよ。それを具現化すれば、どこの病院長も、研修医が賢く定時に帰宅することを歓迎するはずだよ。

🐻 最後まできれいにまとめちゃって……もう、悔しい！

🐺 ぬはははは、俺が議論するときは、いつだって相手は木っ端みじんなのだよ、オオベ先生。

🐻 そんなことしてると、いつか後ろから刺されますよ。

🐺 ちゃんと背後には人を入れないもーん。病院界のゴルゴなんだモーン。

> ➡定時の帰宅を促し、
>   研修医のプライベートライフを大切にしよう。
>   定時から逆算して1日を過ごすことは、
>   ハイパフォーマンスにつながる！

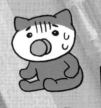

第3章

何を、どう、教えればよいのかわかってる？ 指導のコツとマスト

タイムマネジメントをちゃんと教えている？

研修医を定時で帰宅させろって言われても、なかなか難しいんですよね……

早く帰るのは無理？　その要因を分析し、改善しよう

🐱 イワケン先生、先生に言われたように研修医を定時で帰宅させたいんですけど（p.63参照）、なかなかできません。

🐱 どうして、できないんだい。

🐱 どうしてって……、どうしても無理なんです。

🐱 そんなんじゃ、話にならん。問題が生じたときにまずやるべきは何か知ってるか？

🐱 え……、反省？

🐱 0点だ！！　反省なんて何の役にも立たん。大事なのは分析だ。なぜ問題が生じているのか？　問題の根っこには何があるのか？　それを一所懸命考えるんだ。考えも分析もしないで反省なんてしてるから、日本の病院は改善しないんだよ。研修医がミスったときも、叱責して反省させるのは下の下策だ。大事なのは、分析し、改善し、再発させないことなんだよ。

🐱 なるほど。そうですね。やっぱカンファの開始時間がどうしても遅くなってしまうのが原因ですね。

🐱 甘い。それは現象を描写しているに過ぎん。では、なぜカンファの開始時間が遅くなるんだ？

🐱 僕が、外来とか検査とかやってるからです。

🐱 毎日、外来と検査をやってるわけではあるまい。

🐱 まあ、そうですね。

🐱 では、まず、外来と検査がない日のカンファは早く開始したまえ。

🐱 それはできなくはないですが、カンファの開始時間がまちまちだと、研修医は混乱しませんか？

🐱 そういうのはやってみてから言うんだよ！　トライ・アンド・エラーだ。うまくいかなかったら、別の手を打てばいいんだ。いずれにしても、現状維持じゃダメなんだよ。できない理由から考える癖を直せ。ほとんどの問題は、「乗り越えるための障壁」に過ぎん。

🐱 なんで僕は、この人にこんなにボコボコにされなきゃいけないんだ……。

🐾 🐾 🐾

🐱 次に、外来とか検査のある日だ。ほかにも指導医がいるだろう。どうしてそいつらに回診を任せないんだ。

🐱 それは僕の矜持です。ちゃんと毎日、患者について議論する。僕がそこに入る。僕の指導医も毎日そうしてましたし、僕もそうしたいんです。

🐱 自分の欲望で、研修医を理不尽に付き合わせるな！　自分の指導医がそうだった？　そうやって悪習を伝統芸能よろしく伝承していくから、いかんのだろ。中1のとき中3にいじめられたら、自分が3年になったらいじめに回るのと、同じ論理じゃないか。

🐱 いや、僕は、いじめも、いじめられもしませんでした。

🐱 どうせ、俺はいじめられっ子だったよ。そんなに俺をこき下ろしたいか。

🐱 僕のほうが、イワケン先生に何十倍もこき下されてますし。そうか、子どものとき、いじめられてたから、反動で今、巨大ジャイアンみたいになってるんですね。

🐱 そのっとおりだあっ。人生は全体でちゃんとチャラになるようにできてるんだ。やられたら、やりかえす。倍返しだ！

🐱 半沢直樹ですか。そもそも、僕がやったんじゃないですから、ただの八つ当たりですよ。

🐱 医者は責任感が強いがゆえに、他人に任せるのが下手だ。しかし、ほかの指導医に仕事を任せることで、そいつらも成長する。研修医だっていろいろやらせないと成長しない。同じことだよ。いろんな指導医に異なるスタイルの回診を受けるから、研修医も頭を使って考えるんだ。オオベ先生だけに指導されてたら、「オオベ先生のご機嫌を損ねないためにはどうすればよいか」という発想で患者ケアをするようになる。研修医は、そういう方面はとても賢いんだ。

🐱 あ〜確かに。そこはとてもわかるような気がします。こちらの好みや癖に合わせて、患者ケアをしようとかしますよね。

🐱 というわけで、カンファの開始時間を早めなさい。そうすれば、早く終る。

🐱 は〜い。

タイムマネジメントの基本

🐱 それからね、研修医にもタイムマネジメントを教えなさい。

🐱 うーん、ダラダラ仕事すんな、くらいは教えてますけど。

🐱 それは教えてるんじゃない。ただハッパかけてるだけだ。

🐱 でも、僕自身タイムマネジメントとか勉強したことなくて、実はどう教えてよいかわからないんです。

🐱 そういうの、指○医講習会で教わらないのかい？ まったく役に立たない……。

🐱 うわあ、飛び火するのでこれ以上言うの止めてください。

🐱 タイムマネジメントの基本は考えることだ。まず、業務の順番を考える。

🐱 順番ですか？

🐱 そう。Aという仕事とBという仕事があるとき、どちらを先にやるか。どちらがより有効な時間の使い方か。習慣的に考えさせるんだ。

🐱 そうすると、仕事早くなるんですか？

🐱 なる。まず、世の中には動かせる順番と動かせない順番がある。

🐱 と、いいますと？

🐱 パンツを履いた後、ズボンを履くだろ。この順番は動かせない。嘘だと思ったら、今度逆にやってみるといい。

🐱 まだもう少し社会人やっていたいので、遠慮します。

🐱 しかし、シャツを着るのとパンツを履くのには、順番は関係ない。どちらからでもやってしまえばいいことだ。

🐱 確かに。

🐱 胸痛患者は心筋梗塞を除外してからじゃないと、ストレステストはできない。この順番は鉄板だ。しかし、心筋梗塞除外には時間がかかる。心筋酵素はすぐには上がらないからだ（心電図や心エコーで心筋梗塞〈MI〉は除外できない！）。では、結果が出るまではどうすればよいか。「心筋梗塞ワークアップ＞ストレステスト」の順番軸とは関係ないことをすればよい。禁煙指導、栄養評価、ソーシャルワーカーと退院・転院の相談、なんでもいい。とにかく「心筋梗塞ワークアップ＞ストレステスト軸」とは独立したことをどんどんやっていけばいい。

🐱 なるほど。

🐱 しかし、多くの研修医がMIワークアップの最中、「何もやっていない」。ただ、座して待っているんだ。時間の無駄じゃないか。

🐱 そうですねえ。

🐱 慶応の香坂俊先生は、アメリカで内科研修医をしていたとき、入院カ

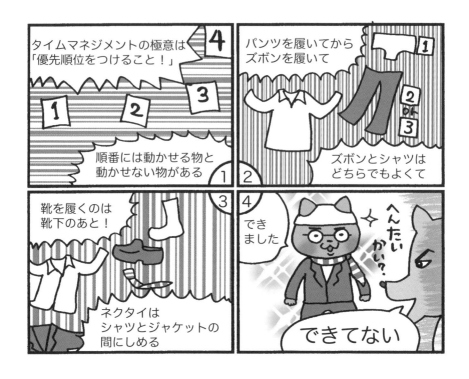

ルテを書きながら退院サマリーを書いていた。これはすごいことだ。確かに、入院時に退院サマリーを書いてはいけないというルールはないし、入院時のほうが記憶がビビッドだから初診時の経過とかは書きやすい。

🐶 でも、初診時のアセスメントが間違っていたり、予期せぬ合併症が発生したら書き直しですよ。

🐱 そこだよ。背水の陣で退院サマリーを書くから、それでしくじらないよう、初診時のアセスメントを丁寧に行う。合併症が発生しないよう、肺塞栓（PE）予防や、無駄なカテーテルの抜去を怠らない。結局のところ、**医療現場における最良のタイムマネジメントは、質の高い診療を提供すること、そのもの**なんだ。

🐶 うーん、深い。僕もまだまだ勉強しなければ。

🐱 退院サマリーもそうだが、人間の仕事には「ノリ」がある。入院時に退院サマリーを書くとすぐ書けるが、3カ月後とかに事務方に請われて書くのは時間がとてもかかる。「賞味期限」を過ぎちゃってるんだよ。

🐱 そうですねえ。

🐱 だから、僕はケースレポートを書くときは患者を診療している間に書き始めてしまう。病理の結果とか、その後の経過は後で書き足せばよい。文献検索や吟味も、患者診療しながらのほうが身が入る。身が入った仕事は速い。1年後とかにぼんやり思い出しながらケースレポートを書くのは、苦痛だし時間がかかる。

🐱 そうですねえ。

🐱 そして、症例を学会発表するなら、まず論文を書き上げる。論文を書いてからコピペでポスターやパワポを作るのは簡単だからだ。まずポスター作って、半年後に論文化するのはとても苦痛だ。時間がかかる。同じ作業に余計に時間をかけるのは、最悪のタイムマネジメントなんだよ。

🐱 うう、耳が痛い。でも、そんなの実行できませんよ。

🐱 泣き言言わずにやれ。やってから、失敗しろ。やる前からできないと決めつけるな。

🐱 えーん。

→ タイムマネジメントの基本は、考えること。
　早く帰れない原因をしっかり分析して、
　改善策を立ててトライしよう。
　そして時間を最大限有効に使って、質の高い診療を。

主体性を育てようとしているか？

研修医にやる気が感じられないんですよね。
受け身というか、指示待ちというか……

主体性は教えられるか

イワケン先生、聞いてくださいよ。今、うちを回ってる研修医、どうもやる気が感じられないんですよね。

そうなのか？

まあ、言われたことはやるんですよ。でも、自ら積極的に学ぼうとか、そういう能動性はまったく感じられないんですよね。受け身というか、指示待ちというか……。

ま、その手の研修医は多いよな。

僕らが若いころはもっとギラギラしてたっていうか、指導医に食いついてくるような積極性があったというか……。

君の指導医も、同じことを言ってたと思うよ。「今時の若いやつは積極性がない」って。

単なる年寄りの幻想なんでしょうか。

さあな。オオベ先生の思い込みってところもあるだろう。だが、思い込みだけとは限らない。今の若者が、よりおとなしくなった部分もあるだろう。

僕はそう思いますね。

しかし、「おとなしくなった」のは「賢くなった」ともいえる。勘違

🐱 いで指導医に食って掛かるような愚か者が少なくなったのかもしれん。

🐱 まあ、確かに無駄に地雷踏んだりはしなくなりましたね。

🐱 それは「情報化」のもたらす当然の帰結だ。海外旅行でも、昔はなんもわからんと、現地であれやこれやの失敗をし、その失敗談が旅行をエキサイティングにも、また時にほろ苦くもしていた。今は、情報が溢れているから、たいていの土地に行くにも「予習」が可能だ。その土地で踏んではいけない地雷は、あらかじめ把握できる。それに、現代においては旅の恥はかき捨てじゃない。ネットで流され、拡散されたら「生涯残る恥ずかしい思い出」になりかねない。

🐱 まあ、そうですねえ。

🐱 研修も同じなんじゃないのか。踏んではいけない地雷を予習しとく。いいことだとは思わないか。

🐱 じゃ、先生は、今みたいに研修医が受け身でおとなしいまんまでよいと思ってるんですか？

🐱 いーや、全然思ってない。

🐱 なんですか？　その「とりあえず常識論ひっくり返しとけ」みたいなのは……。で、結局、今の研修医はダメなんですか？

🐱 うん、今のまんまじゃ、だめだ。

🐱 じゃ、研修医が主体的になるためにはどうすればよいんでしょうか。

🐱 そんな方法あるもんか。研修医に「主体的になれ」って命令して、発言させたり、質問させてみろ。それこそ受動的な研修医の出来上がりじゃないか。「馬を水飲み場に連れて行くことはできても、水を飲ませることはできない」という。**研修医自ら主体的になりたい、と思わなければ、意味がない**んだよ。

🐱 じゃ、お手上げってことですか。

🐱 もちろん、お手上げなんかじゃない。ちゃんと手はある。

🐺 でたぁ。結局、あるんかーい。

まずは「主体性的になってるゴッコ」から

🐺 確かに、馬に水を飲ませるのは不可能だ。岩田健太郎も『主体性は教えられるか』（筑摩書房）のなかで、「研修医を主体的に仕向けるのは指導医にはできない」と書いている。

🐺「あいつの話は信用できないから話半分に聞いとけ」って、イワケン先生、いつか言ってませんでしたっけ。

🐺 どんなやつだって、たまにはまともなことを言うんだよ。

🐺 でも、主体的に仕向けるのは無理ってことは、どうしようもないってことじゃないですか。

🐺 それは個人レベルでの問題だ。集団レベルなら、介入の余地はある。

🐺 どういうことですか？

🐺 日本人は「空気」によって動く民族だ。理屈やデータではなく、雰囲気ができれば右に倣えで動いてしまう。要するに主体性がないんだな。

🐺 ま、そういうところはありますね。

🐺 だから、**チーム内で雰囲気作り**をするんだ。発言する雰囲気、質問する雰囲気。おとなしいやつらだって、ロックコンサートの会場にいたら周りに触発されてノリノリになるだろ。同じだよ。

🐺 なるほど、**活発に診療やカンファレンスに参加している雰囲気を醸し出してやれば、それにつられて積極的になる**ってことですね。

🐺 そういうこと。日本人は確かにおとなしい傾向はあるが、「そういう空気」を与えてやれば、いくらでもやんちゃになる。そうだろ？

🐺 確かに。でも、それって実は主体的になってるんじゃなくて、そういう雰囲気に流されてるだけの、やはり受動的な人物なんじゃないんですか？

🐺 そのとおりだよ。

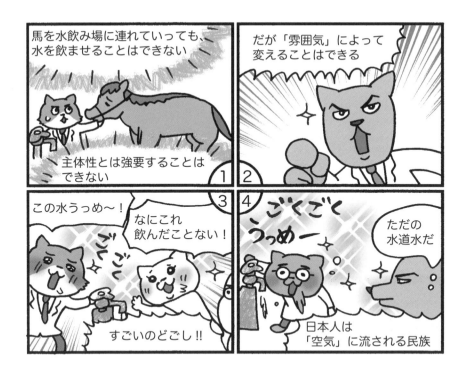

🐱 それじゃ、だめじゃないですか。

🐱 だめなんかじゃない。言ったろ。他人の力でその人物を「主体的にする」なんて不可能だ。人間が主体的になる条件はただ一つ。その人物が主体的になりたいと思ったときだけだ。

🐱 だから……。

🐱 まあ聞け。確かに他人を主体的にするのは無理だが、「主体的であるかのように勘違いさせること」はできる。確かに、サクラを使って場の雰囲気を盛り上げて、発言や質問を増やしても、それは一種の「ヤラセ」だ。そんなのにひっかかって、発言、質問が増えても、それは主体的になったわけじゃない。主体的っぽくさせられているだけだ。

🐱 ですよね。

🐱 いいじゃないか。主体的っぽくなっているけど、実は主体的でない。主体的と勘違いしているだけ。そうかもしれないが、少なくとも発言も質問もしない、どうしようもない研修医よりははるかにマシだろ。

🐱 また、「どうしようもない」とか書くと、クレーム来ますよ。

🐱 だって、どうしようもないんだから、しようがないじゃないか。大学出て医師資格持ってるのに、発言も質問もできないなんて、サイテーだ。そんなやつが生き馬の目を抜くこの臨床現場でまともな医者になれるわけがない。でも、たとえそれが儀式ではったりだろうと、ちゃんと発言し、ちゃんと質問していれば、それなりの医者に見えてくるだろ。形って大事なんだよ。**形が人を作る**んだ。そうやって**周りにだまされ、自分自身もだましながら「主体的になってるゴッコ」**をしているうちに、「ゴッコ」と「本質」**の境界線はあいまいになってくる**。まあ、基本的に人間は自分をだましだまし生きている存在だ。その1バリーエションってことだよ。

🐱 うう、なんだかよくわかりませんが、とにかくまた論破されたことだけはわかりました。

🐱 おとといやってこんかい！

→人の主体性が育つのは、
　本人がそうありたいと思ったときだけ。
　しかし、チームで雰囲気づくりをすることで、
　積極的な態度を育てることはできる。

指導医も「主体的に」学ぼう

😺 オオベ先生は、指○医講習会に参加したんだよね。
🐱 うーん、確かに出ましたけど、なんかカリキュラムづくりとか、KJ法とか、やたらしんどい割には「結局、どう教えればよいのか」はよくわかんなかったんですよね。
😺 偉い。そこに気付いただけでも君には見込みがある。指○医講習会で「洗脳」されて、翌日から急に猫なで声で研修医を褒めまくる変な指導医よりもずっと偉いよ。
🐱 なんか今さらっと危なげな発言しませんでした？
😺 指○医講習会が謳っているのは「主体的に学ぶ」という成人教育理論だ。だから講義形式ではなく、参加型のワークショップにしている……という建前になっている。
🐱 建前？
😺 そう、それは建前だけ。実際には結論ありきのお題目を習うことを強制されて、自分たちの信念を洗脳しようとしているに過ぎない。
🐱 まあ、確かに「やらされてる感」は半端なかったですよ。むっちゃ疲れましたし。
😺 人間「やらされてること」には疲れるんだよ。本当に主体的になって夢中でやっていることは疲れないし、あっという間に終わるものだ。たとえ16時間という長丁場であったとしても、だ。長く感じただろ。
🐱 もう、未来永劫続くんじゃないかと思うくらい長かったです。
😺 そういうことだ。まあ、本当に主体的に学ぶとしたら、ああいう指○医講習会についてもちゃんと批判的吟味をして、「本当にこのワークショップはお題目通りの主体的な取り組みなのか？」と考えるべきなんだ。科学の根源は懐疑的な態度にあるからね。
🐱 先生、指○医講習会荒らしたでしょ。
😺 荒らしはしないよ。ちゃんと主催者の言うとおり主体的に「参加」しただけだ。
🐱 ……（こりゃ、確実に荒らしてんなー……）。

一方的に
レクチャーしていないか？

僕のレクチャー、
どこまで響いてるんですかね……？

スラスラ喋るからって、よいレクチャーではない！

- オオベ先生、テーブルカンファ、お疲れさん。
- ああ、イワケン先生、見てたんですか。僕のティーチングもなかなかなもんでしょう。ちゃんと各疾患や治療についてスラスラっと説明していたと思います。ちょっとかっこよくありませんでした？
- いや、全然。オオベ先生をかっこよく思ったことは、まだ一度もない。
- またまたぁ、確かに僕は先生よりも若いし、清潔かつファッションセンスもよく、ルックスではうちの指導医トップクラスかもしれませんが、すねなくてもいいですよ。
- （無視）あのね、君のティーチングは確かに立て板に水の朗々たるものだったよ。でも、研修医はそれを黙って聞いてるだけじゃなかったかい？本当に彼らは君のレクチャー、理解してたと思う？
- もちろん、してたと思いますよ。内容は申し分なかったし、僕は滑舌もよいし、声だって悪くない。
- ……あのな、"朗々たる名演説的レクチャー"って、案外、アタマに残らないんだぞ。
- え、そうなんですか？
- そう、ちょうど高速道路をスイスイ走るみたいな感じで、ひっかから

ないんだよ。上手なレクチャーは、うまく「不協和音」を混ぜる必要がある。

🐱 ふーむ、なるほど。

🐱 それに、レクチャーは一方的に喋るだけじゃ、だめだ。相手の話も聞かなきゃ。

🐱 え？　レクチャーなのに、話を"聞く"んですか？

🐱 そうだよ。レクチャーだけじゃない。研修医教育で一番大事なのは「相手の話を聞く」ことだ。相手に話をすることじゃない。

🐱 え〜？

🐱 疾患概念について、診断について、治療について、必ず相手の見解を聞く。そうすれば、教える対象の知識や理解度がわかる。論理的思考能力や説明能力も推し量れる。それがわかったら、相手のレベルに合わせ、足りないところに光を当て、わかってるところははしょりながら教えられる。これぞ、メリハリのついたティーチングだ。

🐱 なるほど。

🐱 質問されるとわかっていれば、聞く方も真剣になる。気を抜いたり、居眠りすると大変なことになるからだ。丁々発止の、ほどよい緊張感が場の雰囲気も盛り上げる。

🐱 そうなんですね。確かに、僕の場合は一方的に喋り過ぎだったかもしれません。大事なのは、「相手の話を聞くティーチング」ですね！

🐱 その通り！

インタラクティブでライブ感のあるレクチャーを

（さっそく試したオオベ先生。そして後日……）

🐱 イワケン先生、先日教えていただいたテクを使って、研修医に話を聞くようにしました。なんか、インタラクティブになって、みんなが生き生

きしてきたような気がします。

🐱 そうだろ？「レクチャーは一方通行で教育効果が低い」なんて批判があるが、それは質の低いレクチャーだからなんだ。**質が高いレクチャーだったら、立派にインタラクティブにできる**。1対1でも、1対10でも、1対100でも、1対1,000でもインタラクティブにできる。

🐱 1対1,000はちょっと大げさなんじゃないんですか？

🐱 そんなことはない。別に、聴衆一人ひとりに話を聞く必要はないんだ。**誰か指名して、答えてもらう。アイコンタクトをみんなととる。こういう工夫だけで、臨場感が増して盛り上がり、「参加してる」感が醸造され、そしてレクチャーはインタラクティブにできる**。

🐱 なんか、ライブみたいですね。

🐱 その通り。**教育は一種のライブ**なんだよ。東京ドームを満員にするようなビッグアーティストは、何万という客を相手にインタラクティブにセッションを繰り広げるだろ。あれと一緒だ。

🐱 なるほどねえ。

🐱 テレビのバラエティ番組あるだろ。内容はクダラナイから僕は見ないけど、一つだけ長所がある。それは、あれだけクダラナイ内容にも関わらず、視聴者を最後まで飽きさせないトークのスキルだ。あれも一種のインタラクティブ・セッションなのだよ。その証拠に、多くの人がテレビに向かって喋ってるだろ。

🐱 ああ、うちのオカンとかよくやってますねえ。「ええ〜、その発言なしやろ」とかブラウン管に向かって叫んでますよ。

🐱 君、関西出身だったの？　それにブラウン管はさすがに死語やろ。

🐱 先生も関西ですか？

🐱 僕はノリで合わせてみただけだ。

🐱 まあ、確かに一方通行に見えるレクチャーでも、いくらでもインタラ

クティブにできるってことはわかりました。

🐱 僕はご存じのように、基本的にパワーポイントを使わない。別に使ってもいいんだけど、パワポを使うと構成が決まっちゃって、インタラクティブにしにくいんだ。ひどいのになると、スクリーンの方を向いて意味もなくレーザーポインターを振り回して、聴衆の方にお尻を向けている。あれは全然、いけてない。

🐱 まあ、そうですね。パワポに凝り過ぎて、トークがイマイチってのはよくある話ですね。

🐱 そうだよ。僕はレクチャーにパワポは使わないけど、練習はちゃんとやる。その日どういう話をするか、予行演習をするんだ。ほとんどの人はパワポの準備に時間をかけるくせに、肝心の自分の話の練習をしない。いわば、カキワリに一所懸命になって演技の練習をしない演劇みたいなものだ。

🐱 先生、パワポ派から怨嗟のクレームが来ますから、その辺で。

🐱 ところでオオベ先生、確かに研修医の話を聞くようになったのは前進だったけど、もっとよくする方法もあるんだよ。

🐱 え？　それってなんですか？

質問しろ、教えるな！

🐱 研修医のレベルをさらに上げるスキル、それは「質問しろ、教えるな」だ。

🐱 え～教えないんですか？　昔の外科医みたいに「背中を見て育て」って感じですか？

🐱 そうじゃない。まあ、「背中を見せて」育てるのも必ずしも悪くないんだけど、その話は後でやろう。問題は、「主体性」だ。

🐱 ああ、日本の研修医がなかなか持てず、われわれにも教えられない「主

一方的にレクチャーしていないか？　　85

体性」ですね（p.76参照）。

🐱 自主性を育むためには、「教えない」のが一番だ。その代わり、質問しろ。

🐱 ええ？

🐱 肺塞栓の診断はこうだ、とか、治療はああだ、と教えるな。「肺塞栓はどうやったら診断できるのかい？」と聞くんだ。

🐱 なるほど。

🐱 相手の答えを聞いたら、それを微調整してやる。正しかったら、「その通り」といってやる。こういう感じで研修医を上手にエンパワーしてやるんだ。

🐱 なんか、いつになくまともな指導医みたいなコメントしてますね。

🐱 僕はまともな指導医だよ。答えがわからなくてもすぐに教えなくていい。「教科書を読んで、調べてこい」と言えばいいんだ。勉強させろ。

🐱 なんか、ツンデレですね。

🐱 すぐに教えるな。"自分で教科書を読み、学び、問題を解決するスキル"を教えるんだ。それが「魚を与えるな、魚のとり方を教えろ」というやつだ。

🐱 なるほど。

🐱 教科書の読みが甘かったら、そう言え。教科書の選択そのものが間違っていたら、それも指摘しろ。でも、すぐに教えるな。何が甘かったのか、どこが反省すべきなのか、どういう教科書を選択すべきだったのか、自分で考える機会を与えろ。

🐱 焦らしプレイですね。

🐱 そっちに話を持っていくか？　ま、でも一種の焦らしプレイだ。すぐに答えを教えると、答えを見つけるスキルが身につかなくなる。それは研修医にとって残酷なことだ。**教えるな、考えさせろ**。

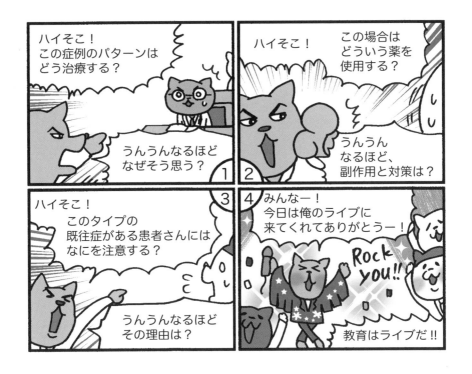

- なんか、かっこいいですね。
- まだだ。**質問は重ねろ。シングルクエスチョンで終わりにするな**。例えば、教科書選びが稚拙な場合、正しい教科書を自分で探させる。探してきて、もし正解だったら、質問でダメを押すんだ。
- ダメを押す？
- 聞くんだよ。「さて、では"よい教科書"とは、そもそもどういうものなのかな？」って。
- あ～、なるほど。
- たとえよい教科書を選んできても、それが当てずっぽうだったり、見当違いな根拠では意味がない。意味がないとは、次に同じような問題が来

たときにしくじる可能性が高いってことだ。

🐾ふむふむ。

🐾要するに学びとは個別の事例から一般法則を引き出すことだ。「よい教科書の条件とは何か」。この一般法則を、教科書探しのなかから抽出させるんだ。非常に大きな学びになる。

🐾ナットクです！

🐾最近、成人教育理論とか、言葉だけが流行りになっていて、その実態は研修医を子ども扱いってのがとても多いんだ。そして考えてみろ。こういう「質問を重ね、考えさせる。すぐに答えを教えない」の延長線上に、「背中を見せて教える」があるんだ。

🐾あああ、なるほど。

🐾「背中を見せて教える」を理不尽な時代遅れの教育とするか、最先端の成人教育理論の究極の形と見るかは、解釈にもよるし、やり方にもよる。でも、そういうことだってことは覚えておくとよい。

🐾逆説ですねえ。

🐾通俗な理解で満足すんなよ。

→教育はライブ。インタラクティブ性を追及せよ！
→答えを教えるな、質問して、質問を重ねて、
　考えさせろ！

武勇伝2、失敗談8の法則

😺なんか、今日のカンファ、盛り上がってたなあ。

😺ああ、僕が昔診た、非常に珍しい〇〇病の話をしたので……。

🐯ああ、珍しくオオベ先生が華麗にピンポイントで診断した〇〇病の話か。オオベ先生はあれをおかずに、もう何年もご飯食べてるようなもんだもんな。

😺嫌味を言わないでください。わかってますよ。年を取ったら自慢話すんな、でしょ。別に自慢ではなくて、純粋に医学的な経験の話です。

🐯本人に確認して裏を取っていないが、高田純次は「年を取ってからはやってはいけないこと」として、「説教」「昔話」「自慢話」を挙げたそうだ。

😺高田純次、お知り合いなんですか？

🐯一回だけ、新幹線乗る駅のホームで見かけたことがある。むっちゃ、真面目そうやった。

😺インチキ関西弁はやめてください。それから、急に私小説風に筆者の経験挟まないでください、フィクションなんですから。

🐯マジック・リアリズムだな。

😺でも、その話聞いたことありますよ。高田純次の「年を取ってからはやってはいけないこと」、有名ですよね。まあ、確かにいい年した親父が説教、昔話、自慢話って、傍で見ていて非常に見苦しいですよね。

😺僕もそう思う。宴会で酒が入ったりすると、もう最悪だ。だから、僕は年寄りばかりの宴会には絶対に参加しない。一度自慢話の演説だけで終わった宴席があり、その長いのうっとうしいのって……。

😺だから、筆者の体験挟まないでください。

🐯まあ、一般論としては高田純次の言うとおりだ。自慢たらたらな長話や説教は、誰にとっても（喋ってる本人以外には）迷惑至極な存在だ。あのエネルギーをせめて電力にでも変えられれば、少しは役に立つのだけど、残念なことにおっさんたちの自慢話と説教は風呂の焚付ほどの役にも立たない。

😺そうですねえ。

🐯しかし、所詮は一芸能人のコメントだ。そう全面的に信用しすぎるのもどうかと思うぞ。

😺え？
😼高田純次のコメントがどういうシチュエーションでも正しいなんて、別に誰かが研究して調べたわけじゃないだろ。
😺ま、そりゃそうですが。
😼概念はだな、全肯定も全否定も危険なんだ。大事なのは「どういう条件下でそれが正しいか」という条件を見つけることだ。コンテキストと言ってもよい。もちろん、自慢話、武勇伝が役に立つときは、ある。
😺そうなんですか？
😼さっきのオオベ先生の、偶然、たまたま、ラッキーにも○○病診断したなんてレアな武勇伝は、「やってもよい自慢話」だ。
😺なんで、そうネチネチと……。
😼文脈としては、○○病が先にあって、そこから派生した経験譚だ。だから、イヤミになりにくい。「そうそう、○○病と言えば……」という文脈に乗っかった形なので、こういう場合には、研修医は「聞きたい」と耳をダンボにして話に注目するはずだ。実際、カンファ盛り上がっただろ？
😺まあ、僕に気を遣ってくれたのかもしれませんが……。
😼君は気を遣われるほど偉いと思われてない！。
😺グサァ。

🐾🐾🐾

😼というわけで、タイミングを間違えずに、文脈に乗った形での武勇伝、昔話、自慢話は使える。周りも不快にならない。君の株も上がる。いいことばかりだ。
😺なるほど。むげに否定する必要はないんですね。
😼ただし、使い方は間違えるな。頻用するとすぐに陳腐になるし、イヤミにもなる。基本的に全ての教育手法には賞味期限があり、使いすぎると使えなくなる。抗菌薬と一緒だな。
😺なかなかうまい例えですね。
😼上から目線で偉そうに言うな！　この自慢たらたらなイヤミ野郎が！。
😺褒めたんじゃないんですか？
😼褒め上げてから、こき下ろす。このトスを上げてアタック的なバレーボール殺法は、日本のマスコミの常套手段だろうが。
😺別に日本のマスコミの手法を取らんでも……。
😼武勇伝ばかりでは人は食傷する。だから、"武勇伝2、失敗談8"くらいのほう

がちょうどいい。この辺のバランス感覚は、指○医講習会では絶対に教えてもらえない。失敗談で指導医に親しみを持ってもらう。それに失敗談は勉強になる。そして「こいつ、ダメな指導医だな」と思わせといて、時々ズバッと鋭い刃を一閃させる。これでたいていの研修医のハートはわしづかみだ。少女漫画の基本路線がそうだろ？　嫌な男子だとまず思わせてから、雨の日に迷子の子犬を抱き上げてほろっとさせてやるんだよ……。

🐱何の話をしてるんですか？

🐱俺様がふだんオオベ先生をこき下ろすのも、8割こき下ろしといて、2割褒めると効果的だとわかってるからだ。この原稿中、オオベ先生を褒めまくってみろ。この本はとてつもなくつまらない存在になる。保証する。

🐱戦略的にこき下ろしてたんですか？

🐱ま、僕の気分転換、というところもあるがな。

🐱がーん。

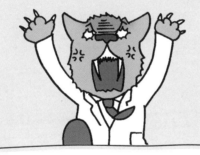

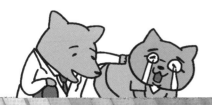

初期研修医に手技をやらせてる？

研修医に手技やらせるの、怖くてできない……

やらなければ、できるようにならない

🐱 イワケン先生、聞いてくださいよ。うちの初期研修医が「中心静脈ライン入れたい」って、うるさいんですよ。

🐱 いいじゃないか、そういう積極的な研修医がいるのはなによりだ。ぜひやらせてあげたまえ。

🐱 できるわけないじゃないですか。やったことないんだから。

🐱 やらなきゃ、いつまでたったってできるようにならないじゃないか。

🐱 ま、そうですけど。最近は、医療過誤だの医療訴訟だのうるさいですからね。研修医を守ってあげるのも、僕達の責務ですよ。

🐱 そうやって、初期研修医のときに手技をさせずに研修を終わり、後期研修以降でスーパーバイズもないままたくさんの手技をやっつけ仕事でさせられ、事故が起きたらどうするんだ？ オオベ先生は責任を取らなくていいだけの話で、本人にとっては実に気の毒な話じゃないか。

🐱 ぐぐ、またしてもイワケン先生の"暴論の中に突然正論攻撃"が……。

🐱 だれが暴論じゃ。わしの話は99％が正論でできとるわい。

🐱 でも、手技の教え方って難しいですよね。やらなければできるようにならない。できるようにならないと、やらせられない。

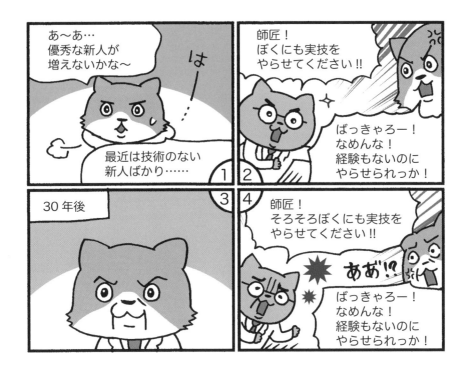

🐱 でも、そんなの医療の全てのモダリティがそうじゃないか。手技を特権化しちゃいかん。患者の診察だって、外来診療だって、薬のオーダーだって、みんなそうだ。「やらなければ、できるようにならない。できるようにならないと、やらせられない」。

🐱 まあ、言われてみれば。

🐱 本当は医学生のときから手技は教えるべきなんだよ。世界の中でも、日本の医学生はおそらく「一番役に立たない」医学生だ。学生実習のときに具体的に患者を診察せず、具体的な検査や薬のオーダーをせず、そして手技をしない。ただ横について見てるだけで技術がつく領域なんてない。音を聞いてればピアノが弾けるようになるか？　ピアノが上手になりたかったら、ピアノを弾くんだよ。それ以外に方法はない。

🐱でも、ピアノなら弾いても事故は起きませんが、未熟な研修医が手技をやれば事故が起きます。

🐱昔はSee one, do one, teach oneなんてまことしやかに言われてたけど、危うかったな。患者さんも寛容だったから、そういう乱暴なやり方でも許してもらえた。今は許されないけどね。

🐱そうですねえ。

🐱だけど、基本的には「見せる」「やらせる」「教えさせる」のシークエンスだけは変わらない。そして何回見せるべきか、何回やらせるべきかは、各人の成熟度、熟達度によって変わる。

🐱教えるより、自分でやっちゃったほうが楽なんですけどねえ。

🐱それは根本的な間違いだよ、頭の回転が早くて記憶力がよいだけで、その実、思考力にはかなりビハインドなオオベ先生〜。

🐱だから、なんでそんなコテンパンに言われなきゃ……。

手技を教えて、自分のスキルもアップさせよう

🐱まず、**手技を研修医に教えると、自分のスキルが増す。他人の動きを客観的に眺めることで、自分が普段やっている手技のプロセスを振り返る機会が与えられる**んだ。

🐱なるほど、確かにそうですね。

🐱そして、**他人に教えるということは、言語化するということだ**。普段、僕らは何気なく、あれやこれやの手技をやっている。これを明快で誰にも理解できるようなコトバに変えてあげる作業は、**手技の客観化につながる。また、客観化ができると理論化もできるようになる**。なぜ、この所作が必要なのか、「なんとなく習慣」でやっていたものと、論理的かつ必然性のあることの違いがはっきりする。そうやって、さらに教え方は洗練され、自分の手技もまた洗練されるんだ。

🐱 確かに。

🐱 それに、**手技を教えるってのは、研修医を尊敬させる一番手っ取り早い方法**なんだよ。いくら知識を披露したって、知識は教えた瞬間に相手に乗り移ってしまう、寿命の短いプロパティだ。手技は違う。相手に教えたからといって、瞬時にそのスキルが伝わるわけじゃない。研修医は下手なままだし、オオベ先生は圧倒的にうまい存在だ。手技は必ずしも医療における根幹的な位置を占めているわけではないが、医学生や研修医にとって「手技ができる」のは憧れだ。要するに、彼らは手技を過大評価してるんだよ。そして、確実に手技ができる医者も過大評価される。そうしたら、たとえオオベ先生であろうとも、尊敬の対象になるんだ。

🐱 なんか、やんわりとdisられてますけど。

🐱 いいか、学生や研修医には幻想を振りまけ。オオベ先生は極めて優秀なロールモデルだって。そのためにはまず力の差を見せつけ、実際の差以上にそれを強調するんだ。どんなに逆立ちしても勝てないのがスキル、手技だ。ここでガツンと印象付ければ、もうあいつらはオオベ先生の思いのままだ。そうすれば、言ってることもなんだって聞いてくれるよ。

🐱 なんか、聞いてると、教育的というよりも詐欺的なんですけど。

🐱 そうだよ。教育と詐欺にはたくさんの共通点がある。優秀な詐欺師は優れた教育者になる可能性が高いね。逆もまた、真かな。

🐱 また炎上する〜。

🐱 いいんだもーん。架空の存在は燃えないんだもーん。

🐾 🐾 🐾

🐱 まあ、確かに僕も研修医のときは、「手技ができるようになりたい」は、ほかのどのスキルよりも優先させてましたね。腰椎穿刺や中心静脈ライン挿入ができるようになったら、とても偉くなった気分になりました。

🐱 実際には、そんなの医者の価値のほんの一部に過ぎないんだけどね。

でも、研修医の手技が上手になれば、事故は減るし、君の仕事も楽になる。**楽をするためには苦労せよ。楽をするためには、教育するのだ。「僕がやったほうが速い」は非常にプリミティブな戦略に過ぎない。長期プランでやると、研修医に教え、やらせたほうが、絶対に楽だ。**

🐱 そういえば、イワケン先生はほとんど手技をやらないですね。やはり研修医にやらせる、という教育的な態度ですか？

🐱 う、うむむ、まあな。

🐱 というか、イワケン先生は昔から手先が不器用で手技は任せられない、って先輩に聞きましたよ。なんでも「手の指がぜんぶ親指でできてる」からって、「親指王子」って呼ばれてたとか。それに最近は老眼も進んで、針とか糸とか見えないんじゃないんですか？

🐱 うるせー！　老化をバカにするな。君だって、いつか行く道なんだよ！

🐱 僕の指は、全部親指じゃないですから。

🐱 細長くて白い指だってうっとり陶酔してんじゃねえ、このナルシスト野郎！

> →手技は、積極的にやらせよう！
>   そうすることで、指導医も楽になる。

本当に応用が効く指導ができているか？

「自分が昔教わったやり方」の理由を聞かれても困るんですよね……

選択するとき「それでなければなぜダメか」を言えるか

🐾 さっきの研修医のE先生のプレゼン、よかったですね。非常に正確に患者を把握してましたね。

🐾 そうかあ？ 僕には大したプレゼンには見えなかったけどな。

🐾 え～、じゃあ具体的にE先生のどこが悪かったのか、教えてくださいよ。

🐾 いいだろう。教えてやろう。おおい、E先生、こっちおいで。

Ⓔ げ、やばい。イワケン先生だ。妙なツッコミされるから、苦手なんだよな……。はいはいはい、私でしょうか。

🐾 "はい"は一回でよろしい。さっきプレゼンしてた患者、結局、診断はなんだったんだい？

Ⓔ そうですね。病歴、診察所見、検査所見からは、院内肺炎が一番疑わしいと思います。現在、ゾシン®（タゾバクタム・ピペラシリン）で治療してます。(以下、®省略)

🐾 ほう、そうかい。では、なぜゾシンなんだい？

Ⓔ は？

🐾 なぜゾシンで治療したんだ？ なぜほかの抗菌薬じゃなかったんだい？

- ええっと、それは……院内肺炎だったので……。
- 院内肺炎だったらゾシンで治療するのか？ ゾシンでなければならない理由があるのか？ ほかの治療薬ではだめな理由があるのか？
- うーーーーん。そう言われると……。その、ゾシンは広域抗菌薬なので……耐性菌の多い……院内肺炎には……。
- あーーん？ 聞こえんなあ。ちゃんと喋らんかい。
- うー（涙目）。その、院内肺炎ならゾシンかなって。
- だから、どうしてそうなんだい？
- そのように習ったから。
- 習ったから、ゾシンか？
- もう、イワケン先生、いい加減にしてください。E先生、泣いてるじゃないですか。
- この程度の議論で泣くようじゃ、まだまだだな。
- そんな鬼顔で迫られたら、たいていの人は怯みますよ。
- だれが鬼顔だ。どう見たって、仏の顔だろが。

　　　🐾 🐾 🐾

- オオベ先生は、ライプニッツを知っているか？
- ライプニッツですか？ し…知ってますよ。もちろん。無理やりトレーニングして、痩せるやつでしょ。
- そりゃ、ライ◯ップじゃ。所詮、一流大学出てても、"受験に出ない"的一般教養は大したことないんだよな。ゆとり世代め〜。
- すねないでください。そのライ◯ップがどうかしましたか。
- ライプニッツじゃ！ ライプニッツは『モナドロジー』でこう言ったんだ。「AがAであるとは、Aである条件を満たすのみならず、BでもCでもDでもないって言えなければならない」と。要するに、ゾシンが院内肺炎に使える、だけではゾシンを選ぶ根拠としては不十分ってことだ。な

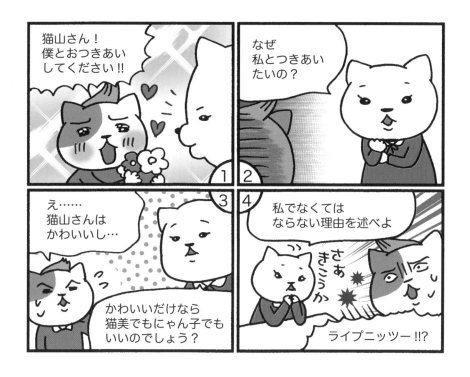

ぜほかの抗菌薬じゃなかったのか？　なぜゾシンでなければならなかったのか？　それがわからなければ、ゾシンを使いこなせているとはいえない。

🐱 確かに。

ノウハウ主義を脱しよう

🐱 E先生は、単に「院内肺炎ではゾシンを出す」という"ノウハウ"をどっかで覚えただけなんだ。前にも言ったけど（p.12参照）、医者のほとんどは"ノウハウ主義"だからな。上級医は「こういうときは、ああやっとけ」みたいな教え方しかしない。それにその上級医も、若いときに上の先生から同じように教わっている。こうやって医療は伝統芸能化し、根拠も論理もないままに、ただただ"ノウハウ"のみが伝承されていく。

🐱うーん、言われてみれば、僕もそんなふうに教わってきましたね。

🐱そして、そんなふうに教えている。

🐱ぐぐぐ。

🐱問題は、だ。伝統芸能になったティーチングでは、一回間違えるとずっと間違え続けるってことだ。だからライプニッツだ。なぜゾシンなのか。なぜほかの抗菌薬でないのかをきちんと説明できなければ、単なる"ノウハウ"男になってしまう。

🐱おっしゃるとおりですね。

🐱それに、本当に院内肺炎だとゾシンなのか？ それは一般化できる概念なのか？ ゾシンでは治せない院内肺炎、ほかの抗菌薬を使うべき院内肺炎だってあるんじゃないのか？

🐱確かに、ありますね。

🐱E先生の問題点は、個別の事例で"ノウハウ"を学び、無批判にそれを一般化していることにある。「院内肺炎はゾシン」という一般化だ。それは間違った一般化だと僕は思う。

🐱そうなんですか。

🐱いいか、E先生、よく聞いとけ。**臨床研修ですべきは、一人ひとりの生身の患者の診療経験から「一般化できる概念、事象」を抽出していく学び方**だ。

🐱ええ？？？ よくわかりません。どういうことでしょう。

🐱一人ひとりの患者は違うだろ。そこで、だ。患者ケアは"一般化できること"と"この患者にしか通用しないこと"の2つに分けられる。例えば、「院内肺炎なら、胸の画像に浸潤影が認められる」は、かなり"一般化できる"事象だ。例外はあるけど、それはあくまでまれな"例外"だ。しかし、ある患者で「院内肺炎を起こしたときCRPが25だった」という事例をもって、「院内肺炎ではCRPが20以上になる」は一般化できるか？ それ

とも、この患者の個別のデータか？

😺 ああ、CRPがそんなに上がらない肺炎も多いですよね。

😸 そう。なので、「CRPが20以上」は、この患者に個別なエピソードに過ぎず、次の患者には適用できない。

😺 はい。

😸 診断にしても、治療にしても、そのほかについても、全部そうだ。**患者をみたら、「これは一般化できる」というものを全部学べ。そうすれば、次の患者に活用できる。「これはこの患者固有の話だ」も大事にしろ**。例えば「朝デイリーニュースを読むのが大好き」みたいな、な。でも、それが役に立つのはその患者さんだけだ。メリハリをつけろ。**メリハリをつけるというのが、「学ぶ」ということ**だ。

😺 なるほど、かっこいい！

😸 そうだろ？

😺 イワケン先生、見直しました。

😸 上から目線で言うな！　この腐れ研修医が！

😺 うぅ……。

→ 一般概念と個別概念を区別させよう。

自分の価値観と普遍的な価値を区別しよう

🐱先生、今、回ってる研修医がとても態度悪いんです。
🦁どうした？　アロハシャツと短パンの上に白衣着てるのか？
🐱それじゃ、態度悪いというか、ほとんど変態ですよ。
🦁一度やってみたいんだけどな、短パンの上に白衣。
🐱逮捕されるからやめてくださいね。そうじゃなくて、聴診器を首にかけてるんです。
🦁それのどこがいけないんだ？　僕もそうしてるぞ。
🐱そういえば！　先生、病院では聴診器を首にかけるのは禁止されてるんですよ。
🦁どうして？
🐱どうしてって……診察中に首から落とすと患者さんに危険だし、感染対策上問題だからです！
🦁医者になってずいぶんになるけど、まだ聴診器を患者に落としたことはない。それに聴診器を首にかけると、どうして感染対策上問題なんだ？
🐱不潔じゃないですか。
🦁何が？
🐱イワケン先生の首。
🦁喧嘩売っとんのか、おんどりゃ。

🐾　🐾　🐾

🐱先生、そんなことも知らないんですか？　聴診器はたくさんの菌で汚染されてるんですよ。
🦁それは知ってる。しかし、首にかけなかったからといってその汚染がなくなるわけじゃない。
🐱ちゃんと白衣のポケットに入れとかないと……。
🦁そもそも僕は、白衣は着ない。いつもスクラブだ。ちゃんと毎日洗濯してるから、時々クリーニングに出す白衣よりもずっと清潔だ。それに聴診器が菌で汚染されていようが、僕の首に菌が定着していようが、そんなことは関係ない。僕は自分の首で患者を診察しないし、聴診器のチューブでも診察しない。膜やベルは使用のたびにアルコールで消毒している。そこまでやってない医者のほうが多いんじゃないか？
🐱出た、ロジカルモンスター。でも、なんちゃら機構に叱られますよ。
🦁あいつら、サイエンスを全然理解してないんだ。

🐱この業界から干されますよ。
🐴この話はフィクションで、僕は架空の存在だから、関係ないんだもーん。要するに、首に聴診器をかけること自体は感染対策上、何の問題もない。強いて言うなら、全ての病棟の全てのベッドに患者専用の聴診器を用意しとくのが理想的だ。将来的にはそうすべきかもしれないけど、コスト的には問題だ。第一、外来でも全ての患者さんに個別の聴診器なんて現実的かな？　それなら「患者自身が」マイ聴診器持っとけ、って話になるな。まあ、とにかく「首」が問題ないのは間違いない。
🐱またそんな屁理屈を。
🐴ロジカルと言ってくれ、エビデンス・ベイストと呼んでくれ。この話題、海外でもけっこう議論になるんだけど（stethoscope around the neck あたりでググるとよい）、結局のところ「首から聴診器はダメ」はエビデンスを欠く、観念論にすぎないと僕は思う。聴診器が耐性菌アウトブレイクの原因になる可能性はあるが、「首」が原因になることはない。少なくとも、僕はそんな論文、知らん。
🐱じゃ、研修医が首から聴診器かけてても、黙認しろと言うんですか。
🐴あれだよ。サイエンスとしては根拠薄弱だけど、日本の医療界には根拠もないことを無理強いするへんてこなシステムがあり、研修医は医療界の最下層に住む人外の生き物だから、ここは「理不尽に耐えることが成長の証なのだ」と自分の魂に麻酔をかけ、天竜人の人々の言うことを素直に聞いとけ、って教えればいい。
🐱どん！

🐱ただしオオベ先生は、「首から聴診器」は教条主義的な己の価値観でしかなく、人に強要するようなものでないことを学ぶべきだ。
🐱そうですか〜？
🐴そうだ。教育熱心でマジメなマッスグ、世間知らずちゃんほど、この陥穽に陥りやすい。「自分の価値観」と「普遍的な価値」は違うんだ。自分の価値観を押し付けちゃ、あかん。
🐱「普遍的な価値」って、なんですか。
🐴それはよい質問だ。実は、何が「普遍的な価値」かは、簡単にはわからない。「人の命」みたいなのが「普遍的な価値」という意見もあるが、それだって「自分の価値観」と「普遍的な価値」をすり替えた、価値観の押し付けなのかもしれない。終末期医療など、医療倫理の議論になると絶対的、普遍的価値とは何か、容易にはわからなくなる。

😀うーん、難しいんですね。
😤まあ、俺様が言えるのは「他人の価値観は、ほかの人に迷惑をかけない限りは尊重しろ」ってとこかな。これは、かなり「普遍的な価値」に近い。
😀ああ、イワケン先生ならそう言いそうですが、日本は同調圧力がきついので、他人の価値観なんてどうでもいい、みたいなエートス、ありません？
😤そういう同調圧力に抗うのも大切な仕事だ。
😀そんなこといって、先生、医療機能評価のときには病院来ないでくださいね。ややこしくなるから。
😤あんな奴ら、完璧なロジックで論破してやる。首を洗って待っていたまえ〜。
😀要するに、そのオチが言いたかったんですね。

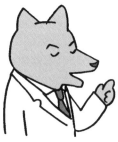

どんな教科書を使うべきか、教えている?

研修医に調べものさせても、なんか薄っぺらいコメントが目立つんだよなぁ……

研修医が何を読んで勉強してるか把握してる?

オオベ先生、ちゃんと研修医を指導しとるかね?

任せてください。イワケン先生の指導通り、ちゃんと質問して、質問させて、自分で調べてこさせてますよ。

その割には、彼らの調べてきたことって浅くないか?

イワケン先生も気付きましたか? まあ、間違ったことは言ってないんですけど、ちょっとチープなコメントが目立ちますよね。なんでなんでしょうね。

オオベ先生、研修医が何を読んで調べ物をしてるか、確認してたかい?

あ、いえ、それは。

出典を確認するのは、指導のい、ろ、は、だ。そんなこともできてないようで、よくもまあナイスでイケメンで尊敬される指導医の役回りをやってられるな。

先生のその罵倒には慣れましたよ。すみません、うっかりしてました。

僕はもう調べてある。さっき図書館で研修医が読んでた本を取り上げてスマホで写真撮っといたからな。本人と一緒に。

また、そんな、ハラスメントまがいのことを……。

読んでいたのは、『ノートA』と『教科書B』(いずれも、某超有名シリー

ズ）だったよ。
- ええーっ！
- ありがとう。正常な反応を。「それで？」とか流されてたらどうしようかと思ったよ。
- それで薄っぺらい反応だけだったんですね。
- そうだ。もちろん、僕は『ノートA』や『教科書B』の存在そのものは否定しない。でも、あれは国家試験に受かるための、試験対策のあんちょこだ。しかし、通常の診療には使えない。
- うーん。雰囲気ではわかりますし、僕も『ノートA』とかは使わないですけど、やっぱり診療には使えないんでしょうか。
- おや、これは異なことを言うな、オオベ先生。君は『ノートA』とか『教科書B』のどこに問題点があるのか、わかっていないのかい？
- ええ、開いたことないですし。
- それがだめなんだ〜、ゆとり世代は。批判の対象にしたいのなら、しっかり読み込まなきゃ、だめじゃないか。
- そうですか？
- そうだよ。あのな、ああいうテキストは「典型像」しか載っていないんだよ。だから、髄膜炎のところを読めば「項部硬直がみられる」と書いてある。
- まあ、そうでしょうね。
- でも、項部硬直がみられる髄膜炎とは限らないだろ。そういう存在をこういう薄いテキストは捨象してしまう。『ノートA』は分厚いけど、内容は薄いんだ。それでも、国家試験には受かる。国家試験には典型例しか出ないからな。不適切問題にされるのは嫌だろうし。でも、生身の患者は違う。非典型例がむしろ多いんだ。平均点77点のテストで、本当に77点取っているやつは少数派なんだ。

🐱 うーん。なるほど。

🐱 僕が『ハリソン内科学』を薦めるのは、そういう非典型例に対してちゃんと配慮がなされている点だ。項部硬直がない髄膜炎もあるってちゃんと明記してある。だから、生身の患者さんに使える。僕がオーセンティックな教科書を読めというのは、そのためだ。そして、オーセンティックな教科書のほとんどは英語でできている。少なくとも最新版はそうだ。だから英語力は必須なんだよ。

学習ツールの使い分け

🐱 まあ、でもオーセンティックな教科書って分厚いし、敷居が高い印象ですよね。いや、僕は読んでますよ、僕は。でも、たいていの医者は敬遠しちゃうんじゃないかなあ。それに、最近はUpToDateみたいなエビデンス・ベイストなツールのほうが新しいっていうじゃないですか。

(以下、ツールの®省略)

🐱 それは半分本当で、半分はそうではない。

🐱 と、いいますと？

🐱 確かに、オーセンティックな教科書は分厚い。頭からお尻まで普通に読破するのは極めて困難だ（けど、僕は『ハリソン』を3回読破した医者を知っている。イラク人だったが、ほかに読む本がなかったらしい。すごく賢かった）。けれども、実際に臨床現場で読むところはほんの少しだ。3行とか、4行くらいだけ読むのが普通じゃないかな。自分の疑問に答えてくれるところだけ読みたいんだから。

🐱 まあ、そうかもしれませんね。

🐱 そうすると、大切なのは目指す部位が素早く探せる能力ってことになる。

🐱 ええ。

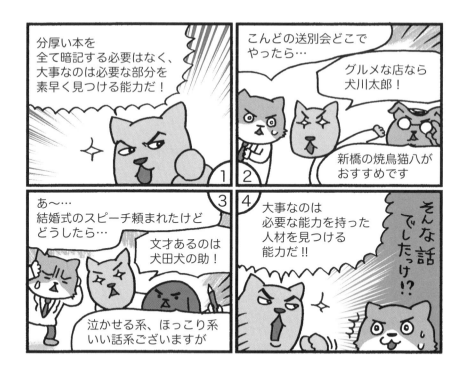

🐱 では、どうやったら素早く読みたいところを見つけるようになれるかな？

🐱 そ、それは……、たくさん開いて、読むことでしょうか。

🐱 そのとおり。習うより慣れろ。たくさん使ってるうちに、見つけたい部位はすぐ見つかるようになる。

🐱 はい。

🐱 僕は『ハリソン』を紙バージョン、Kindleバージョン、両方使ってるけど、まあ、どちらも一長一短だ。トポロジー的に場所に当たりをつけて読みたいときは、紙のほうが便利だ。けれども、検索ワードがわかっている場合は、Kindleのほうが圧倒的に速い。両方使いこなすのが一番だな。

🐱 両方持ってるのはちょっと変態ですけどね。

🐱 なんか言ったか？　あと、UpToDateなんかも悪くないんだけど、病気全体の大雑把なところとかはむしろオーセンティックな教科書のほうが理解しやすいところも多いと僕は思う。最新のエビデンスなんかはUpToDateはいいけど、そういうのは主に治療面であって、診断面ではあまり急速に新しくならないし。

🐱 うーん。

🐱 まあ、その実、僕もUpToDateもDynaMed Plusも使ってるけどね。要するにいろいろなシチュエーションに応じていろいろ使いこなすのがよいってことかな。

🐱 やんわり、自慢してますね。

🐱 こんなもん、自慢ちゃうわ。当然や。

🐱 突然、気持ち悪い関西弁使うのはやめてください。ま、明日から『ハリソン』読みますよ。

🐱 明日と言わず、今日からやれ？！

➡ オーセンティックな教科書を使わせよう！

研修医が質問してきたら、すぐに回答している？

指導医って立場だし、やっぱり論文は量を読むようにしてるけど、正直、結構、大変なんですよね……

指導医がいないと何もできない研修医を育てるな！

🐱 オオベ先生も、研修医に教え込むだけじゃなくて、ちゃんと質問もさせるようになったねぇ。

🐱 ええ、やはり質問させると研修医は能動的になりますし、自分たちがわかっていないところに光を当てますから、とてもよいですね。

🐱 さあ、オオベ先生も少し進歩したようだから、もうワンステップ上を目指してみようか。

🐱 ええ？ あれで完成形じゃなかったんですか？

🐱 当たり前だろ。教育に完成形なんてない。たどり着いたと思った瞬間、さらなる上を目指すのだ。必殺技ができたと思っても、必ず破るやつが出てくるんだ。それで、血を吐くような訓練の末に、新必殺技を開発する。少年漫画の基本だろ。『キン肉マン』とか『はじめの一歩』、読んでないの？

🐱 例えがわかりません。

🐱 要するに、これから訓練して、NEWホールドを編み出せってことだよ。キン肉バスターが6を9にひっくり返されたんで、キン肉ドライバーだよ。

🐱 ……で、現状の問題点ってどこにあるんです？

🐱 研修医が質問するじゃないか、で、君が答えるじゃないか。

🐱 はい、そうですよ。

- それがダメなんだよ．研修医が質問してきても，答えを与えちゃダメだ．
- え～，それって最悪の指導医じゃないですか．
- それは違う．いいか，君が答えを与えてあげても，彼らは知識をつけるだけで，少しも成長しない．そして初期研修が終わって，優しく答えを教えてくれる，秀才でエリート大学出で，研修医に尊敬されてる若手指導医ナンバーワンと自分で思い込んでるオオベ先生がいなくなったとき，彼らはどうすればよいんだ？
- だから，クネクネさせた嫌味を言うのはやめてください．なるほど，再び，「魚を与えるな，魚のとり方を教えなさい」ってやつですね（p.86参照）．
- わかってんじゃないか．それをやらなきゃ，オオベ先生に教えてもらわないと何もできない，オオベ先生の奴隷に成り下がってしまう．
- 奴隷はちょっと言い過ぎでは．
- じゃあ，下僕でも家来でも家臣でも下々の者でもかまわん．とにかく，**質問に答えてくれる指導医がいないと問題を解決できない，優秀な研修医ではあっても，決して優れた指導医にはなれない人たち**になってしまうんだ．
- うーん，おっしゃるとおりですねえ．でも「自分で調べろ」じゃ，やっぱ不親切な指導医ですよ．
- だから，そこに仕掛けが必要なんだよ．自称，若手指導医ナンバーワンのオオベ先生．
- そんなこと言ってませんって．
- 思ってもいないか？
- ええっと…いや……別に．
- 口ごもんな．

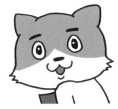

研修医が質問してきたら，すぐに回答している？

研修医にマニュアルを携帯させよう

🐱 まずは、白衣のポケットを調べろ。

🐱 お菓子が入ってないかとか？ 「バナナはお菓子に入りますか？」みたいな話ですか？

🐱 そういうボケは嫌いだよ。多くの研修医が白衣カラッポのままでいる。頭カラッポなんだから、せめて白衣のポケットにはなんか入ってないとまずいだろう。

🐱 研修医を罵倒するのはまずいですよ。

🐱 頭カラッポなのを頭カラッポと言って、何が悪い。ていうか、あいつらは勉強するために研修医やってんだ。頭カラッポ上等じゃんか。どんどん吸収させるスペースがあるってことだろ。

🐱 まあ、そういう言い方もありますか。

🐱 臨床上のたいていの疑問は、ほとんどの研修医が思いつくようなコモンな疑問だ。ものすごく難しいことを思いつくことなんて、研修医でもめったに起こらない。で、そういうコモンな疑問はポケットブックにたいてい答えが載っているものだ。電解質異常の鑑別の立て方とか、高血糖の治し方とか。

🐱 そうですね。

🐱 で、そういう「マニュアル」をまず持たせる。MGH (The Massachusetts General Hospital) の *Pocket Medicine* でも『ワシントンマニュアル』でもいい。それぞれが使いやすそうなマニュアルを一冊、ポケットに入れる。まあ最近は、スマホにアプリで入れるってのが一番スマートだな。

🐱 はい。

🐱 次に、計算だ。MedCalcのような、医療でよく使う計算アプリを持たせる。クレアチニンクリアランスの測定や、冠動脈疾患のリスク吟味な

🐱 んかは、こうやって計算させればいいんだ。

🐱 なるほど。

🐱 で、ポケット内で解決できないような問題は、教科書を読ませる。教科書については前にも話したけど（p.105参照）、とにかく困ったときは教科書を読む。その習慣をつけさせることが大切だ。

🐱 はいはい。

🐱 で、UpToDateのような二次データの出ている教材だな。別にDynaMed Plusでもいいけどね。研修医はどちらかを携行して、スマホやパソコンからアクセスする習慣をつけさせる。

🐱 最近、UpToDateは値上げして、撤退している病院も多いようですよ。

🐱 まったく、このデフレの時代に、こんなとこだけアベノミクスが発動されてどうすんだ？　研修医は割引もあるから、個人契約したっていいんだ。かっこいい車で女の子ナンパする余裕があったら、UpToDateを契約しろ。

🐱 最近の若いのは、車、興味ないですよ。それに「ナンパ」もほぼ死語です。

🐱 うるさい。そんで、次にPubMedやGoogle Scholarを使って原著論文を検索させる。検索方法は岩田健太郎が訳した『ナラティブとエビデンスの間』（メディカルサイエンスインターナショナル）でも読ませとけ。あいつら、研修医にはちょうどいいレベルだろ。

🐱 なんだかなあ。でも、確かにそこまで教えたら、いろいろ調べられそうですね。

🐱 違う。そこからが問題なんだ。だいたい、**初期研修医のころはこういう情報ツールを持たせても、妥当性の高い情報に行き着かないことが多い。ちゃんと情報を見つけたかどうかは、上級医が確認する必要がある**。そして、うまくいってなければ、なぜうまくいかなかったかを検証するんだ。

🐱 面倒くさいものなんですね。
🐺 教育とは、これ面倒くさいものなんだ。さっさと教えちゃうほうが楽なんだよ。

魚の取り方を教えると、指導医も楽になる！
〜論文検索編〜

（また別の日……）
🐱 ふう、今週も主立ったジャーナルの論文を読むの、大変だったな〜。
🐺 ほう。オオベ先生は、いまだにメジャーなジャーナル「全部読み」を実行してるのか？
🐱 あれ？　博覧強記のイワケン先生もジャーナル読みまくってるんだと思ってました。
🐺 いやあ、僕はそんな面倒くさいことはしない。
🐱 え〜。
🐺 ジャーナルの論文片っ端から読むなんて、時間の無駄無駄無駄、URYYYYY！
🐱 一部の人にしか伝わらないジョークはやめてください（しかも古いし）。そうですか？　最新の論文全てに目を通すのはジェネラリストにとって、とても大切なことだと思いますが。
🐺 そりゃ、な。NEJMのような雑誌全てに目を通すのは、アリだ。けど、ものには限度というものがあって、JAMAだのThe LancetだのAnnalsだの、そういう全てを読み通すのは、単なる知識オタク、活字中毒でしかない。
🐱 そうかなあ。じゃ、先生はどうされてんですか。
🐺 僕は全ての医学雑誌はスキャンして、興味あるのだけざざっと読む。論文を精読するのは連載しているジャーナルクラブのと、あとは論文執筆のときreferenceに使った論文だけだ。

🐱 そんだけですか〜？

🐱 君は「そんだけ」と言うが、ここまでやってるドクターだって少数派なはずだぞ。

🐱 そりゃ、そうかもしれませんが、どちらかというとイワケン先生は博識で通っているじゃないですか。その先生がそんだけの勉強量って、ちょっとガッカリです。

🐱 あとは、NEJMのpodcastは聞いてるな。あれは便利。前はAnnalsとかThe Lancetとかも聞いてたけど、やや退屈な展開で、飽きたのでやめた。

🐱 基本、飽きっぽいんですね。

🐱 うん、飽きたらやめちゃう。で、別のネタを探す。面白ければ、飽きない。飽きるということは面白くないということで、やっぱりそのメディアになんらかの欠点があるんだ。そういうメディアは集中して読めない。集中して読めないものに時間を費やしても、どうせ記憶に残らない。だから診療に役に立たない。どうだ、オオベ先生はさっきまで読んでたジャーナル、どこまで中身を覚えてる？

🐱 ギクゥッ。そう言われれば、仕事が終わって疲れ切ったときに無理やりページをめくるのに精一杯で、ほとんど頭に入ってなかったかも。

🐱 ほうら見ろ。時間の無駄と言っただろうが。勉強は効率よく、そしてアウトカムが出るのが大事だ。そのためにはなんだって利用しろ。

🐱 なんだって利用？　なんのことですか？

🐱 僕が特に利用しているのは、研修医、それから学生だ。

🐱 えええ？？？　そんなのありですか？

🐱 もちろん、アリだ。研修医が質問してくるだろ。僕が答えを知らないとする。いや、まったく知らないってことはめったになくて、確かそれは何年か前のどっかの論文に載ってたな、みたいなうっすらした記憶はある。あるいは、「そういう話はUpToDateかDynaMed Plusに載ってそうだな」

と当たりをつける。あるいは「そういうのは普通、PubMedでClinical Queriesで調べれば見つかりそうだ。もし見つかんなかったらエビデンス皆無と判断しちまえばいい」という判断も成り立つ。

🐱 なるほど。

🐱 **文献の見通しを付けるのは、指導医の能力と経験のなせる業だ。しかし、研修医の質問のためにこちらの貴重な時間を割くのはぶっちゃけ、面倒くさい。だから、アウトソーシングするんだよ。ほかならぬ研修医自身に。**

🐱 え〜〜〜、すごい企業秘密聞いちゃったような……。

🐱 「きみ、それは○年あたりのNEJMに載ってると思うよ。よかったら調べてみないかな……」なんて言うのさ。「よくなんかありません」という研修医は皆無で、「わかりました、やってきます」と調べてくる。見つけてきたらそれを読んで「そうそう、よく見つけてきたね。なかなか優秀じゃないか」とおべっかの一つも使えば研修医なんてイチコロ、だれも不満には思わない。僕自身もぼんやりしていた論文をはっきりさせて大満足。Win-Winだよ〜ん。

🐱 いや、それは明らかに研修医が搾取されてるような……。

🐱 そんなことはない。「こういう問題は、PubMedのClinical Queriesで調べてごらん。何？ Clinical Queries使ったことがない？ そういうのは、あそこにいる後期研修医のF先生に教えてもらってごらん。な〜に、ああ見えてもF先生は「案外」優秀なところもあるんだよ」。これで研修医は勉強でき、勉強法を習得でき、F先生は頼りになるやつだという錯覚を起こさせ、困ったときは僕じゃなくてF先生にまず聞こうという習慣も身につくから、僕は研修医に煩わされなくて済む。

🐱 うわ〜〜〜、なんかいい話聞いてんだか、悪い話なんだか、わかんなくなってきました。

🐱 持ちつ持たれつ、なんだよ。僕はノウハウを伝授する。もっと正確に

Dr.イワケンの ねころんで読める研修医指導

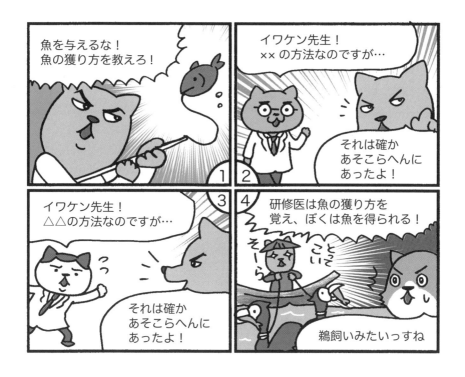

言えば「ノウハウのノウハウ」かな。ノウハウを習得するためのノウハウを身につけた研修医は、今後も同じようにしていろんな問題を解決する能力がつく。10も100も新たな情報を得る能力が身につく。しかし、僕が単に1という情報を教えただけなら、研修医には1という情報しか残らない。どちらが研修医にとって有益かは誰の目にも明らかだろう。

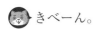 きべーん。

→ すぐに質問に答えず、考えさせる、
　つまり、ノウハウを得るためのノウハウを伝授しよう！
　（そして、研修医をだしにして、自分も勉強しよう！）

英語でカンファレンスを開いているか?

研修医って、英語となると、途端に手が出なくなるんですよねぇ……

なぜ英語ができないのか

🐱 イワケン先生、先生に言われて、研修医に「マニュアル引け、教科書読め」って言うんですけど、なかなか読んでくれませんよ〜。

🐱 なんで、読まないんだと思う?

🐱 あれですよ、英語のテキスト。ほら、ちゃんとしたマニュアルとか教科書って、たいてい英語じゃないですか。だめなんですよ。英語となると、みんなすぐに手が出なくなる。

🐱 じゃ、なんで英語だとダメなんだと思う?

🐱 日本人は英語が苦手だから?

🐱 では、再度聞こう。なぜ日本人は英語が苦手なんだ?

🐱 うーん、やっぱアジアの国だと言語構造が違い過ぎるからですかね。ほら、ゲーテは英語を1カ月でマスターしたっていいますけど、ドイツ語と英語じゃ、すごく近いじゃないですか。

🐱 だが、同じ文字を共有しており、また多くの単語を輸入している中国語を、日本人で、1カ月でマスターできる強者は果たして何人いると思う?

🐱 うーん、それを言われると……。

🐱 ま、ゲーテは掛け値なしの天才だったと思うが、オオベ先生の言うとおり、あれが日本語だったらさすがに1カ月でマスターってわけにはいか

なかっただろうよ。その反面、近年の日本では日本語ペラペラな外国人（ここでは西洋人）なんて珍しくもない。欧米の人が日本語をマスターできるのに、日本人が英語をマスターできないのは、謎だろ？

🐱 やっぱりあれですかね。日本人には遺伝的に英語の才能ないんじゃないんですか？

🐱 ばっか、こくでねえ。英語なんて5歳の子どもでも喋れるもんだべ。才能とかなんとかのせいにすんな、ぼけが。

🐱 急に妙な訛り方しないでください。

🐱 日本人が英語ができないのは、別に遺伝子とか才能とか、言語構造の距離とか、そんなもんじゃない。僕が時々行くタイでもカンボジアでも、英語とは似ても似つかぬ言葉を使ってるし、英語が苦手な人も多いが、それでも立派に英語を使っている医者は多い。アジアのカンファレンスで感じるのは、やはりアジア各国で圧倒的に英語が下手なのは日本人だ。少なくとも医者に限って言えばそうだ。けれども、それは才能の問題じゃあ、ない。

🐱 じゃ、何の問題なんですか？

🐱 決まってるだろ。努力の問題だよ。日本人は、単純に怠けているだけだ。

🐱 ええ〜？ 何言ってんです。日本人は世界一勤勉なんですよ。

🐱 そんなマヌケな自己評価をしてるのは日本人自身だけだ。日本人はもはや全然勤勉ではない。怠け者だ！

🐱 信じらんないな〜。

🐱 では、今からその根拠を述べる。

英語力アップには（何事にも）不断の努力が必要

🐱 オオベ先生は英語、いつから勉強しだした？

🐱 僕はオーソドックスに、中学生からですね。

🐱 高校卒業するころには、どのくらい英語力があった？

🐱 まあ、僕は英検準一級くらいかなあ。友達には帰国子女とかいましたけど、僕は普通です。

🐱 では、「今の」英語力は？

🐱 は？

🐱 今の英語力だよ。

🐱 いや、今の英語力とか……考えてもみませんでしたけど……。

🐱 では、質問を変えよう。大学受験時代の、英検準一級レベルと自称していた若き日のオオベ先生の英語力と、今の英語力を比べると、どうだ？

🐱 ええっと……そうですね。当時のほうが、英語力があったと思います。

🐱 なぜだ？

🐱 なぜって、受験勉強してたし、今よりも単語力はあるし、それに……。

🐱 それに？

🐱 ……。

🐱 今は英語を勉強してない。

🐱 いや、僕は論文とかちゃんと読んでますよ。教科書も『ハリソン』使ってますし、UpToDateだって。

🐱 では、なぜ受験時代よりも英語力が落ちるんだ？　「ちゃんとやっていれば」落ちないんじゃないか？

🐱 そりゃ、年を取れば記憶力も落ちるし、能力が下がるのは当たり前じゃないですか。

🐱 では、君の医者としての能力はどうだ？　大学入学時代と、今とでは？

🐱 そりゃ、今のほうがレベル高いに決まってるでしょ？

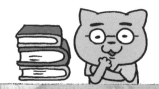

🐱 なぜだ？　身体能力だってオツムの出来だって、二十歳のころのほうが、今よりずっとよかったはずだ。

🐱 だって、これまでたくさんの研鑽を積んできたんです。当時とは全然勉強量が違いますよ……。はっ！

🐱 ほうら、気付いたかな。じゃ、君は大学に入学してからどのくらい英語を勉強してきた？　「『ハリソン』使ってます」って言ってたけど、ちゃんと読破したか？　ちょっと調べ物をするときに、数行流し読みする程度じゃないのか？　自分の能力を高めるための工夫と努力はやっていたか？

🐱 いえ……やってませんでした。

🐱 音楽だってスポーツだって、どの領域でもそうなのだが、**努力しない能力は必ず落ちる**のだ。日本の医学生は、実に優秀な頭脳を持っていながら、医学部に入学すると、途端に努力をやめてしまう。受験に疲れたせいかな？　自分の才能を過信しているからかな？　ま、理由はいろいろあるだろうが、とにかく事実は一つ。入学時代に比べ、卒業時に英語力が伸びている医学生は稀有ってことさ。そして、英検準一級レベルの英語ではとてもとても国際的には通用しないってことさ。会議でも議論できない。質問もできない。アピールもできない。英語で考えることも、作文することも、なーんにもできない。

🐱 ……確かに。

🐱 いいか、このままだと日本の医学と医療はどんどんガラパゴスになって取り残されるぞ。もっと危機感を持てよ。自分の才能のピークを18歳くらいで終わらせるな。努力しろ、努力しろ、努力しろ。そうすれば英語力なんて絶対に伸びる。僕が保証する。

🐱 先生に保証されても。

🐱 なんか言ったか？

🐱 いえ。

🐱 教科書を開いてもどこを読んでいいかわからないレベルだから、おっくうになって教科書を読まなくなるんだ。PubMedも使いこなせなくなる。いいか、繰り返すぞ。楽をしたかったら、努力しろ。努力し続けられる人間だけが、ラクラクと教科書を読み、論文を探し、そして医学知識をつけて今よりもよい医療に寄与できる。もっとよい医療にしようというモチベーションも維持できる。英語を楽々使いこなす力がないと、すぐに「今のまんまでいいや」と現状維持に走るんだよ、わかったか！

🐻 ああ、今日も罵倒の一日だった……。

いよいよ英語力が求められる環境になってきた

（また後日……）

🐱 オオベ先生、今、うちの科に留学生が研修に来てるみたいだね。

🐻 そうなんですよ。タイとインドネシアから医学生が実習に来てます。国際化で、こういう機会は増えましたねえ。

🐱 いまや、年間数千万という外国人が日本を訪れる時代だ。おまけにこれまでメジャーだった東京など大都市だけでなく、多くの観光客がニッチでひなびた田舎を訪れるようになっている。患者さんだって日本語を解さない方も多い。2020年はオリンピックもやるし、日本の国際化は避けて通れない道だ。日本に留学、実習を希望する外国人も増えるだろうし、日本政府は人口減少の止まらないわが国に、外国人労働者を入れて国の活力を維持する方針をとらざるを得ないだろう。好むと、好まざるとにかかわらず、な。

🐻 誰に向かって説明しているんです？

🐱 読者サービスだよ。要するに、「こうした国際化の流れのなかで、外国の医学生がみなさんの病院に実習に来るなんてことは日常茶飯事になるだろうし、それは大都市とは限らないってことで、みんな英会話ができる

ように準備しときましょう」って解説だあ．
😺 でも，田舎に行く観光客とかはほとんど中国人でしょ．
😺 ニーハオマ？　だったら中国語もマスターすればいいんだよ．
😺 イワケン先生は中国語もできるんですか？
😺 できるとも．私に不可能はない．
😺 ほんとかなあ．
😺 僕には，何語を喋る女性でもナンパできる自信がある．
😺 そっちですか．まあ，確かに日本に外国人がやってくるハードルは低くなり，海外の医師や医学生が日本にやってくる可能性も高くなりましたね．
😺 そうだ．でも，あのカンファのやり方はよくない．
😺 どうしてですか？　いつもと同じように，ちゃんとやってたじゃないですか．
😺 いつもと同じようにやってるからいけないんだよ．
😺 ええー，また逆張りですか？　なんで，外国の医学生がいるときに「いつもと同じカンファ」をやっちゃ，だめなんですか．特別なやり方を取ったら，普段のわれわれの姿がわからなくなって，実習の意味がなくなるじゃないですか．
😺 彼らはわれわれの日常を観察してドキュメンタリー映画を作りに来たんじゃない．あくまでも医学・医療を学びに来たんだ．そのためにはどう

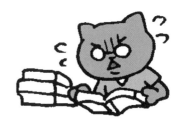

🐱 すればいいんだ？
🐱 ？？
🐱 いつものカンファは日本語でやってるだろう。
🐱 もちろんです。
🐱 では、なぜ外国の実習生が来ているときにも日本語でカンファをするんだ？
🐱 ちゃんと、通訳を付けてました。英語の得意なG先生が逐次、訳していました。
🐱 それではカンファのダイナミズムが崩れてしまう。みんなが英語で発言することによって、カンファレンスにダイナミズムが生まれ、そして実習生たちも発言しやすくなるじゃないか。
🐱 みんな、そんなに英語力ないので、余計ダイナミズムが失われると思いますが。
🐱 やらないから、できない。できないから、やらない。どっちだと思う？
🐱 うーん、卵鶏問題ですか？
🐱 まあ、どっちだっていい。わかっていることは、「やらないかぎり、できるようにはならない」というシンプルな事実だ。君はタイやインドネシアの回診を見学したことがあるかね。
🐱 いえ、まだないです。
🐱 彼らは僕らが見学に行ったときは、きちんと英語でカンファをするよ。まあ、率直に言ってタイ人はアジアの中では英語力が抜群なわけではない。タイ語は普及度が高いからな。マレーシア、香港、シンガポールなんかに比べれば英語力はそう高くはない。
🐱 なるほど。
🐱 そう高くはないが、日本のそれとは比べものにならないくらい、高い。そしてわれわれが見学に行ったときは、拙いながらも一所懸命、英語でプ

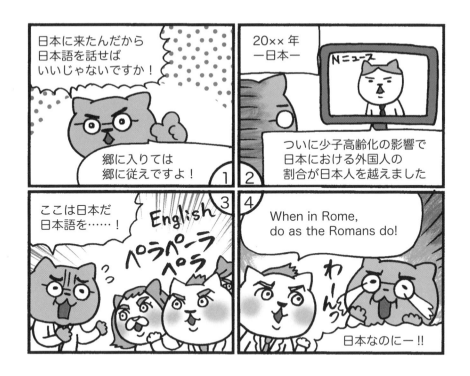

レゼンし、議論しようと努力している。それが大事なんだ。日本の医学生や医者は最初からその努力を放棄してるじゃないか。恥ずかしくないのか？

うーん、そう言われれば。

恥ずかしいぞ。それで、病院内ではナイスでイケメンで爽やかで名門大学出の優秀な指導医ぶって偉そうにしていて、対外的には英語のカンファレンス一つ開けないんだからな。見下げたもんだよ。

ひーん。ここまでこき下ろされるなんて。しかも性格悪くて、雰囲気悪くて、たいした指導医じゃないイワケン先生に〜〜〜。

君が一番、性格悪いんじゃないか？

うーん、確かに留学生が来ていて日本語でカンファレンスって疎外感与えますよね。彼らに対して礼儀を欠いていると思います。

🐱 そうだよ。そして、日本の医学生や医者が低く見られるんだ。見学とは広告だ。われわれの存在が低く見られたら、今後、留学生が来る可能性はどんどん下がっていく。

🐱 そうですね〜、明日から、がんばって英語でやってみようかな。

🐱 そう。挑戦する者にしか、勝利は訪れないのだ。

🐱 がんばります、イワケン先生〜。

🐱 でも、さっきの暴言は忘れんからな。

→英語を死ぬ気で学ばせろ！

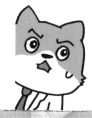

学会発表デビュー、とりあえずやるだけになっていない？

研修医たちの学会発表指導するのって大変なんですよね～

学会発表デビューは真剣にやろう

いや～、もうすぐ学会シーズンですね。学会発表の研修医たちを指導するのって大変ですよねえ。

へえ、そんなにたくさん研修医たちは発表すんの？

知らないんですか？　ウチの科は研修医、全員発表することになってるんですよ。

そうだったっけ？　でも、なかには発表のネタがない研修医もいるだろうし、忙しい診療のさなかにまとめる時間もないんじゃないか？

まあ、そうですけどね。研修医にも器用なのと不器用なのがいますし、アイディア豊富な研修医もそうでない研修医もいます。いずれにしても、まだ研究方法とかは教わってない研修医ばかりですから、まずは手堅く症例報告。ちょっと軽めの症例で場数を踏んでもらおうと思ってます。

軽めの症例？　なんだそれ？

そうですね、ちょっと珍しい菌の感染症とか、新しい治療が奏効した症例とか。

やめじゃ、やめじゃ！　そんな報告、全部やめてしまええええ！

🐱 殿、ご乱心？

🐱 乱心なんぞしとらんわい。なんだ、聞いてみれば、要するに学会発表を目的化しているだけじゃないか。

🐱 いや、まあ、目的化とか言われちゃうと……教育の一環ですよ。

🐱 だって、発表の質は担保してないんだろ。教育でも何でもないじゃないか。

🐱 いや、だから発表の経験を積むという経験をですね……。

🐱 風邪に抗菌薬出す経験を何十年繰り返したって、ダメなプラクティスはダメなプラクティスなんだよ～。質の低い経験の積み重ねは、単に馬鹿でかい低品質を生むだけだ。

🐱 いや、そんなこというと、「風邪には抗生剤でしょ」的な先生から反発食らいますよ。

🐱 そんな医者がこの本を読んでるわけない。よしんば読んでいたとしても、もうとっくに反発食らってるはずだ。反発が怖くて俺様やってられるか！

🐱 そこは、とても納得です。

🐱 日本では学会発表デビュー戦を舐め過ぎなんだよ。デビュー戦こそが真剣勝負。徹底的に質にこだわり抜くべきなんだ。ここで手を抜いたら、一生手を抜き続けるだろうが。事例は枚挙に暇がない！

🐱 いや、それも僕の口からはなんとも……。そういえば、先生の学会発表って何がデビュー戦だったんですか？

🐱 感染管理系の国際学会がデビュー戦だった。内科の研修医のころだな。

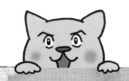

もともと感染対策には興味があったのでね。結核隔離失敗の条件を分析した発表だった。後に国際誌にも論文として発表したよ。

🐱なんか、急に私小説的な作りになってきましたね。

🐱マジック・リアリズムっていうんだよ。

🐱いいませんって。

🐱で、何も知らない内科研修医の国際学会デビュー戦だったわけだが、とにかく指導は厳しかった。患者の選定、分析、発表、スライドの構成、質疑応答の想定問答……とにかく何十回もやった。いや、やらされた。そもそも聞いてくれてる人に失礼だろ、質の低い発表。オオベ先生も座長してて、ムカつかないか？　質の低い発表。

🐱まあ、そうですねえ。一体何が言いたいのかわからない発表ってありますよね。

🐱学会発表な、抄録の審査をさせられるんだけどな……。

🐱まあ、イワケン先生くらいになるとそういう仕事は増えますよね。

🐱僕、結構、rejectしてんだよ。

🐱えええ？？？　日本の学会って全採択が基本じゃないんですか？　ていうか、全採択しても演題が足りなくて、締め切り延長するのが常なんじゃないんですか？　それも2度も。

🐱どこの学会の話をしてるかわかっちゃうだろ。リアル過ぎて笑えないぞ。

🐱マジック・リアリズムです。

🐱ちゃうわ。とにかく、発表に値しない発表は採択すべきではない。演題数が少なくたっていいんだ。冗談みたいな演題ばっかの学会なんて行くに値しない。

🐱そんな恐ろしい本当のことを……。

🐱で、「これはreject」という、演題のキーワードがあるんだ。

🐱 ほう、なんですか。

🐱「当院におけるなんちゃらかんちゃら」っていうタイトル。これはほぼ100%落としてる。

🐱 ええぇ？？？　そんなタイトル、日本ではむっちゃ多いじゃないですか。

🐱 当院でこうなってるとか、ああなってるとか、データ集めて統計ソフト回して、何が有意差があってどれが有意差がなかったとか、そんなもの発表してどうすんだよ。そこから一般化できるtake home message、「so what?（で、結局何なの？）」という質問に答えてくれない発表なんて、聞く価値はない。

🐱 うううー、正し過ぎて言葉が出ない…顔が青ざめて力が出ない…。

🐱 そこでアンパンマンやってろ！　とにかく手段と目的を混同するな！ **学会発表は手段だ。教育の成果の表出であって、それ「そのもの」は目的ではない。質の低い発表で、飛び越えるハードルを下げるな。**

学会発表するときは、論文化を目指そう！

🐱 イワケン先生があまりに引っ掻き回すので、研修医の研究意欲がだだ下がりですよ〜。

🐱 何言ってんだ。僕は研究するなと言ってるんじゃない。くだらない発表はすんなって言ってるんだ。

🐱 いや、みんな萎縮しますって。

🐱 ていうかだなあ。そもそも学会発表はちゃんとした研究とはいえないんだぞ。ちゃんと論文化して、初めて研究だ。

🐱 そりゃ、正論かもしれませんが、でもやっぱ学会発表がまずあって、それから論文でしょ。

🐱 違う。最初から論文執筆ありきだ。論文化しない学会発表なんてあり

得ないだろ。

🐱 あり得なくはないですよ。論文化できないことだって、あるでしょ。

🐱 その点ではオオベ先生は正しい。実は学会発表の半分以上は論文化されていない。

🐱 ほーらね。

🐱 じゃ、聞くが、論文化もできない学会発表に何の意味があるんだ？聴衆が発表者と座長とその他3人しかいないポスター発表を5分間やって、それが一体学問にどういう寄与をするんだ？　しないだろ。そんなのただの自己満足のオナニーじゃんか。

🐱 いや、さすがにオナニーではないかと。

🐱 メタファーだよ。その場で終わってしまう学会発表なんて、最初からする価値はなかったんだよ。論文化できるものだけが学会発表に持っていく価値がある。では、論文化できる学会発表とは、いかなる基準で作れるのか？

🐱 そりゃ、査読に通れば……。

🐱 日本の学会発表の査読なんて、オール通過で追加募集までしてるだろ。普通に出せば、絶対に通るんだよ（例外あり）。あんなの、なんの基準にもならん。

🐱 確かに、学会抄録落とすのは、鬼のイワケン先生くらいかもしれませんね。

学会発表デビュー、とりあえずやるだけになっていない？

🐱鬼じゃない。仏だから、落とすんだ。勘違いして将来不幸になるのは、本人だ！

🐱いやまあ、そうですが……。でも、論文化はやはり普通の研修医にはかなり高いハードルですよ。

🐱だから、無理やり研修医やってる間に論文にする必要はない。研修医の間に研究にコミットする。でも、論文化するのは4、5年後だってかまわない。たいてい、最初の研究は5年かそこらかかるのが普通だ。

🐱そうなんですか……。

🐱そうだよ。日本の医者は臨床研究（と臨床そのもの）を舐め過ぎなんだよ。3年以内に何十篇臨床研究パブリッシュするとか、妄想にすぎない。

🐱ま、言わんとするところはわかります。

🐱でもな、論文化を目標化すれば、よいショートカットもできる。

🐱あ、先生それ、前にも言ってましたけど、本当ですか？　つらいだけなのでは？

🐱学会発表の準備をして、ポスター作って、発表して、それから論文化するのは大変だ。

🐱そうですね。

🐱だが、最初に論文を作っておけば、どうなる？

🐱え？？？

🐱論文を作っとくんだ。そうすれば、そこからポスター作るのはあっという間だ。質疑応答も「Discussion」で尽くされている。尽くされていない議論は（めったにないけど）論文に足してから投稿もできる。これなら、

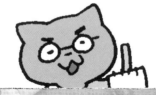

ものすごくエネルギーを省力化できる。
🐱 確かに。誠に正論ですが、現実にやるのは非常に大変なような……。
🐱 ま、真似するやつ、ほとんどおらんもんな。でも、もう一つ研修医にできる、それもめっちゃ簡単にできることがある。
🐱 ？？？　え？？？

研修医にはレターを書かせよう

🐱 なんです？　その「めっちゃ簡単にできること」って。
🐱 それはな、レターを書かせることだよ。
🐱 レター？　ラブレターですか？
🐱 一回、その6階の窓から頭を先にして飛び降りてこい。少しはましになるだろう。
🐱 冗談ですよ。学術雑誌に載ってるやつでしょ。原著論文の批判がほとんどですよね。
🐱 だれに解説してんだ？
🐱 で、どうしてレターなんですか？
🐱 日本の医者、研究者は、レターの重要性や意義に気付いていない。あれこそ、研修医を鍛えるのにうってつけの教材なのに。
🐱 ふーむ。
🐱 レターは通常、学術論文に対するクリティークだ。論文を読んでここが足りないんじゃないかとか、結論はそうは下せないんじゃないかとか……。
🐱 そうですね。
🐱 つまり、レターを書くには、まず学術論文をきちんと読める読解力が必要になる。読めない論文のクリティークは絶対に不可能だからだ。
🐱 確かに。

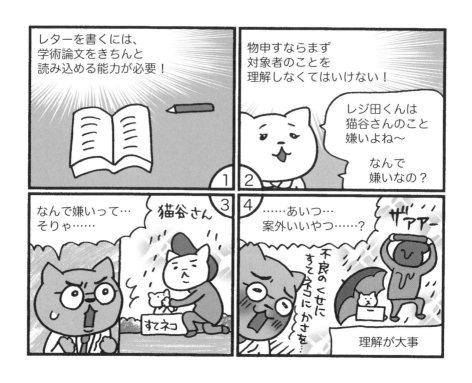

🐱 ただ、読めるだけじゃダメだ。分析的に、批判的に論文を読み込み、その弱点に気付く必要がある。読解力プラス、洞察力や批判力が必要だ。

🐱 そうですね。

🐱 加えて、その批判は、著者らのDiscussionやEditorialsですでに述べられていることではダメだ。「この論文、ここがおかしいで」と指摘して、その返答が「はい、それについては私達、Limitationsで、すでに言及してます」じゃ恥ずかし過ぎる。ていうか、そういうレターはeditorからrejectされる。だから、DiscussionやEditorialもきちんと読み込んで、先にそれが言及されていないこともチェックせねばならない。

🐱 確かに〜〜〜。

🐱 日本の医者はDiscussionの読み込みが弱い。とくにLimitationsが弱い。

Limitationsを書くのも苦手だ。論文に制限があるのを敗北だと思っているフシすらある。しかし、絶対勝者的な夜郎自大の論文に、ろくな論文はない。僕はそういう日本発の論文を何度rejectしたことか。

🐱 むっちゃ、恨まれてますよ、たぶん。

🐺 逆にたとえ瑕疵があっても、その瑕疵に自覚的であり、それでも何かを持って帰れる、so what？に答えている論文なら、十分にacceptしてもよいと思っている。査読者はproof readerではないのだ。単語の間違いとかばっかりチェックしてる査読者を見ると、ムカつくんだよ！

🐱 僕に八つ当たりしないでください！

🐺 さて、レターを書くのは、英作文やロジカルシンキングのトレーニングにもなる。ちゃんとした英語でなければ掲載されないのは当たり前だ。ロジカルな展開がない場合もrejectされる。要するに、日本の医者の弱点を全部鍛え上げることができる。しかも、金はかからない。時間もかからない。まさに、金と時間のない哀れな研修医向けの勉強道具と思わないかい？

🐱 「哀れな」は余計ですが、おっしゃる通りと思います。

🐺 僕自身、研修医時代はレターを積極的に書いて自分を鍛えてきたし、自分の教え子たちにも積極的に書くよう勧めてきた。医学生にでも、レターは書ける。掲載されれば、それはPubMedに収載され、未来永劫、検索され、読んでもらうことができる。とても価値のあることなんだ。

🐱 そうですね。

🐺 レターのなかには、ディオバン事件を看破したような、歴史的にも医学的にも非常に価値のあるレターもある。レターを低く見る必要はない。特に臨床系の雑誌のレターを蔑む風潮もあるが、そんなことはない。レターは立派な学術的な営為だ。日本の雑誌なんて、レターの項目すらないのもあるんだぜ。非常識にも程があるだろ。

🐱 また、私小説になりましたね。

🐱マジック・リアリズムだって。

研修医にはゴリゴリ論文を読ませろ！

（そして、またある日……）

🐱イワケン先生に言われたとおり、最近は論文ゴリゴリ読まなくなりました。

🐱ふーん、自由な時間ができてよかっただろ。

🐱そうですね。研修医も以前より論文読まなくてよくなってラッキー、オオベ先生ありがとう、なんてお礼を言われたりして♡。

🐱喜んでるのか？

🐱研修医によく思われるのが、なぜいけないんですか？

🐱いけないに決まってるだろうが。君はジャニーズか？ AKBか？ 君の仕事は研修医にモテモテの人気者になることじゃない、研修医がきちんと実力を伸ばすことだろうが！

🐱いや、もちろんただの人気取りだとは言ってませんよ。でも、研修医が気持ちよく研修できるっていいじゃないですか。

🐱バーカ、あいつらは単にサボれるから喜んでるだけだ。一度、病院最上階からゴムなしでバンジージャンプやって頭頂部に素敵な衝撃でも食らってみるといい、少しはましになるだろう。

🐱なんですか？ それ。

🐱研修医にはゴリゴリ論文読ませなきゃ、ダメじゃろうが！

🐱前言撤回ですか？ 横浜の教育委員長ですか？

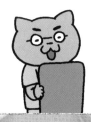

🐱 時事ネタはあとで読んだ人には意味不明だろうが。

🐱 だって、イワケン先生は先日、「論文ばっか読んでんじゃない」って僕を叱ったじゃないですか。

🐱 そ〜れ〜は〜、君に対してだ。研修医を同じ扱いにしてどうする？

🐱 だって〜〜〜。

🐱 論文を取捨選択できるのは、論文をスキャニングできるようになったからだ。

🐱 え？（ギクウ）

🐱 さらさらっと雑誌をめくって読むべき論文とそうでないものを峻別できるようになって、初めてゴリゴリ読む必要はない、と悟る。

🐱 ま、まあそうですね。

🐱 飛ばし読みでスキャニングできるのは、精読がちゃんとできるからだ。精読できなきゃ、ポイントなんてわからないだろ。

🐱 はい。

🐱 そもそも臨床的に価値のある論文か、そうでない論文かを峻別するためには、いろいろな論文を読まなきゃわからないだろうが。研修医のときは、ガンガン論文読ませるんだよ。そして、目を養うんだ。スラスラ論文を読めるようになって、初めて飛ばし読みや流し読みや、選択的に集中して読む技法が備わる。基本が身についてないのに、応用問題解かせてどうする？　それで研修医に楽をさせて、人気のイケメン、学歴主義のブタ野郎になっていい気になってるんだから、まったくおめでたいったらありゃしない。

🐱 えーん、そこまで言わんでも〜。

🐱 研修医に嫌われたっていいんだ、顎を出して吐くまで論文読ませまくれ！

🐱 はい〜〜〜！

🐱 ちょっと待て、話はそれで終わりじゃない。大事な話には必ず例外事項はあるんだ。

🐶 え〜、ややこしい。

🐱 大切な話は全部ややこしいんだ！ サボるんじゃない。いいか、論文はゴリゴリ読ませろ。ただし、1年目のドクターは、まだでいい。あいつらは論文なんて読ませなくてよいから、時間があればベッドサイドに行かせろ。

🐶 そうなんですか？

🐱 ものには段階というものがある。**1年目に必要なのは「一般的な医学知識」じゃない。患者をよく知るスキルを身につけることだ。**診断や治療については指導医が教えればいいから、その代わり、患者のことは誰よりも知っている、そんな存在になるべきだ。本を読む暇があったら、患者のところへいけ！

🐶 はじめてまともなコメントが〜。

🐱 黙れ、ブタ野郎！

論文を、どんな段階を踏んで読ませるか

🐱 教育には段階がある。**1年目の研修医にはまず、患者を診る方法を学ばせろ**。基本的なマニュアルは開いてよいが、原著論文はまだ早い。とにかく時間をかけ、繰り返し患者を診に行き、患者の動きを察知し、患者を理解させる。これだけでいい。

🐶 ふむふむ。

🐱 **2年目からは論文を読ませろ**。ゴリゴリ読ませろ。不自由なくスラスラ読めるようになるまで読ませろ。こういうスキルには集中的なトレーニングが大事だ。「ダラっとのんびりやっていいよ〜」で優秀なスポーツ選手になれるか？ 優れた演奏家になれるか？ なれるわけがない。のんび

りやってて、優れた論文読みになれるわけがない。集中的なトレーニングを、若いこの時期、2年目にやっておけば一生モノのスキルになる。このスキルがないと、10年たっても20年たってもまともに論文が読めない医者になる。そういうやつら、あっちにもこっちにもいるだろう？

😿 あああ〜、指ささない、指ささない！

😼 **次のステップは、論文を書くこと**だ。もちろん、まずは簡便で安価なレターからでよい。でも、正式な論文執筆は非常に大切だ。これは高いハードルだが、一回やっておけば、二度めの論文書きは非常に楽になる。「カジノ・ロワイヤル」でジェームズ・ボンドが言ってただろう。「一度目の殺しはきつい体験だが、二度目はずっと楽になる」と。

😿 そういう不謹慎な例え話は、医療の世界ではどうかと……。

😼 不謹慎が怖くて、研修医指導やってられるか！　不適切な例え話ほど、頭に残るんだよ！　セクハラ半歩手前の際どいエロネタくらい研修医に印象を残す教えはない！

😿 そういうチキンレースで可能性の追求してると、いつか必ず事故しますよ。

😼 すでに述べたように、**学会発表の前提は論文執筆だ。学会発表ができて論文が書けない、は、あり得ない論法だ。論文を書き、その「後で」学会発表だ。これを3年目、優秀なやつなら2年目にやらせる**。これはとても貴重な経験になる。

😿 なるほど。

😼 論文を書く経験は、いつしか論文を書く習慣になる。論文を書く習慣は、患者診療にcritical thinkingをもたらす。診断上の問題、薬の副作用、治療効果、治療の「無」効果や治療失敗。全てネタになる可能性を秘めている。

😿 はい。

🐱 論文執筆の第一歩は、先行研究の検索だ。すでに他人がやっていることには価値が小さい。だから、「論文書けるかな」と思ったら、論文を読まねばならない。論文を書けば、論文を読む。両者の能力は同時並行的についていくんだ。

🐱 素晴らしいです。でもイワケン先生、その前に、ここに積んであるレセプト詳記、書いてください。

🐱 俺様は、こっちの能力は皆無なんだ〜。代わりにやっといてくれ。

🐱 できるわけないでしょ。

> →学会発表デビューは、論文としてまとめることを目標に！
> 段階を踏んで、まずはレターから書かせよう。

第4章
こんなとき どうする?

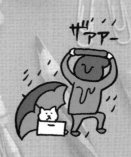

研修医のインシデント、どう対応する？

インシデント・レポートは始末書ではない

🐶 イワケン先生、大変です。研修医が薬を投与した直後に患者が急変して、ICUに入ってしまいました。

🐱 聞いてる。慌てるな。指導医が慌てたからって患者が改善するわけじゃない。幸い、患者のバイタルは持ち直してるみたいじゃないか。すぐにインシデント・レポートを提出して、原因究明しようじゃないか。

🐶 え？　でも、研修医の落ち度かどうかは、まだわからないんですよ。患者の急変の原因だって、まだわかってないんですから。インシデントは勇み足では？

🐱 アホか〜！　患者が入院中に予定外の急変が起きてICUに入っただけで、十分にインシデントものじゃ。一度、内視鏡消毒器に頭を突っ込んで脳の中まで高レベル消毒してもらうがいい、少しはましになるだろう。

🐶 そこまで言わんでも。

🐱 アメリカでは、こういうケースは「M&M（morbidity and mortality conference）というカンファを開いて、みんなで情報を共有することになっている。

🐶 また、「アメリカでは、アメリカでは」とか言うと、古い先生たちに「ここは日本じゃ」って怒られますよ。

🐱 ここが日本とか、アメリカとか関係あるか。よいものはよい、悪いものは悪い。そんだけじゃ。

🐱 いいか、ここでも大事なのは"患者目線"だ。君な、患者や家族で、入院して、入院時よりもさらに様態が悪くなる、なんて予想している人がいると思うか？

🐱 いや、もちろん、いませんよ。患者さんだって、その家族だって、よくなるために入院しているんですから。入院してから悪くなるとは予想していないでしょう。

🐱 そうだろ。僕たち医療者は患者の急変に慣れている。慣れているがゆえに「こんなものだ」と思ってしまう。しかし、本当に「こんなもの」なんだろうか？ そうじゃない可能性だってあるじゃないか。

🐱 ま、そうですね。

🐱 コモンセンス（常識）は大事なんだよ。もっと患者目線になれ。患者の急変を許容するな。それを「こんなもの」ではなく、「あってはならないもの」と認識するんだ。そうすれば、今回の件だってほったらかしてよい理由はゼロなはずだ。

🐱 イワケン先生に常識について諭されると、すごい違和感あるんですが。

🐱 僕こそがミスター・コモンセンス、常識の伝道師なんだよ。

🐱 ないない。

🐾 🐾 🐾

🐱 いいか、多くの人が勘違いしてるが、とくに医者は勘違いしてるが、インシデント・レポートは「始末書」じゃない。

🐱 あ〜〜〜、そう言えば。

🐱 な、インシデントをあげること「そのもの」が、何か、謝罪の意図を暗示させてるだろ。どことは言わんが、ひどい大学病院になると、インシデント・レポートに反省点を書く欄があるんだぞ。反省させたら「始末書」に決まってるじゃないか。始末書を書かされると思うから、医者は躊躇するんだ。そんなもの、書かなくてよいなら書きたくないと思うのが当然の

研修医のインシデント、どう対応する？ 🐾🐾🐾🐾 143

人の情だろ？　だから、医者のインシデント提出数は、どこの病院でも低いんだよ。

🐱 そうですねえ。

🐱 インシデントがあがらなければ、患者の急変の原因は分析されない。分析されない急変は「わからないまま」だ。わからないままでいれば、次回に似たような状況が発生したときに上手に対応できない。あるいは似たような状況を起こさないようにするための防止策も思いつかない。ただ、空虚で実効性のない「申し訳ございません、二度とこんなことは起こしません」というスローガンを唱えるだけで終わりだ。分析しなかったら、絶対に二度目が起きるに決まってんだろうが！

🐱 確かに。まあ、病院って失敗から学ぶ姿勢が足りないところはありますよね。

🐱 基本的に「間違えない」ことが前提になってるからな。官僚と考え方は同じだよ。「間違えるかもしれない」前提で考えるのが、インシデント・レポートの肝だ。

🐱 なるほど。

🐱 よく、PDCAサイクルを回せって〜、言うじゃな〜い♪

🐱 いつのギャグですか。

🐱 だけど、問題点を抽出し、分析し、改善する習慣を持たない日本の病院においては、PDCAは空言に過ぎない。ただ、なんかよく回らないものを回しているのにすぎない。エンドトキシン吸着療法（PMX）と同じだ！

🐱 また、そんな恐ろしいことを〜。

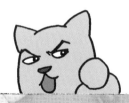

🐱 とにかく、患者の急変があれば、必ずインシデントをあげろ。始末書的な反省を書く必要はない。とにかく、いつどこで誰に何が起きたのか、それだけを簡潔に書いて報告させればいいんだ。分析するのは医療安全のチームがやることだ。判断するのもそっちだ。現場の人間は判断する必要はない。とにかく、すぐにインシデントをあげればいいんだ。

🐱 はい。

🐱 だから、インシデントをあげるフォームは、できるだけ簡潔にするのが常識だ。たいていの病院はたくさん書かせ過ぎる。医療機能評価の「机上の空論」をひな形にしてるからだ。あれではいつまでたっても病院は安全にならん。単に、機能評価で合格して「しゃんしゃん」になるだけだ〜。

🐱 VXガスにご注意を〜〜。

事故はなぜ起こったか？ そのシステムを糾弾せよ!

（そして後日……）

🐱 イワケン先生、先日の、患者が急変したケースですが、結局、医療安全の審議で、研修医の医療ミスと判断されたそうです。今日、病院長の記者会見ですよ。大ごとになりましたね。

🐱 ああ、あれか。ひどい話だが、安心しろ。院長は研修医を守ってくれるはずだ。

🐱 そうなんですか？　確かに、若い研修医がこんなところでキャリアに傷をつけるのは気の毒ですよね。精神的なショックで職場に顔も出せてないみたいですよ。

🐱 そっちも心配すんな。いずれ問題は解決する。ところで、なんでこんなに話が大ごとになったか、君、理由がわかるか？

🐱 ええっと、それは医療安全の会議で今回のケースが「医療過誤疑い」と認定されたせいじゃないでしょうか。本来であれば3時間かけてゆっく

り落とす抗菌薬を、1時間余りで落としてしまったわけですから。研修医の過失は免れないと思いますね。

🐱じゃ、聞くが、なぜ研修医は点滴薬の投与時間を間違えたんだろう。

🐱医学知識が足りないからじゃないでしょうか。

🐱では、さらに聞くが、「知識が十分にある研修医」って、形容矛盾だと思わないか？　知識やスキルが足りないからこその研修医だろ？　知識が十分にある研修医は、それは研修医ではなくて、指導医と呼ぶべきじゃないのか？

🐱え〜〜、なんか、屁理屈っぽく聞こえますが〜。

🐱答えろ。「知識が十分にある研修医」は形容矛盾ではないのか？

🐱うーん、確かにそう言われてみれば、形容矛盾だと思います。

🐱だろ。研修医に知識がないのは当たり前だ。だからあいつら、研修医やってんだから。ということは、「研修医に知識がないのが悪かった」という医療安全チームの結論は、間違っている。それは結論ではなく、前提だ。"知識がない研修医が適当に薬を出すようなシステム"に欠陥があるんだ。ダブルチェックを効かせなかったナースや薬剤師との連携、指導医の指導や見守り、研修医がオーダーできる内容に関する電子カルテそのほかのチェック機構。要するに病院全体のシステムの失調が、今回の事故の根幹の原因（root cause）だ！　その根幹の原因を分析・看破できなかったうちの病院の医療安全チームがヘッポコだったってことだ。「コト」の問題をすぐに「ヒト」の問題にして、糾弾・処罰すればよいと考えている、頭悪い系の集団だ！

🐱いや、そこまで言わんでも……。

🐱頭悪い系の集団だ！　繰り返しとくわい！　こうやって本当の事故の原因はうやむやにされ、研修医はかわいそうにトカゲのしっぽ切り的に捨てられ、そして無反省な病院は同じようなミスを繰り返すんだ。

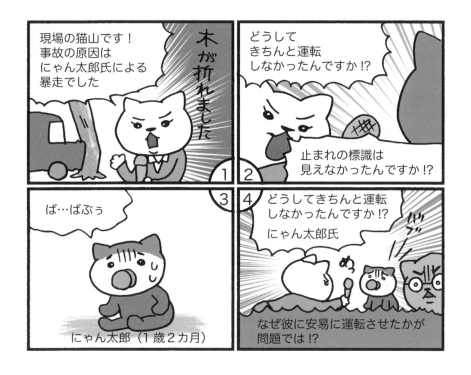

😼 確かに、そのような構造的な改善の欠如は困りますね。

😼 研修病院で一番大事なことは、なんだ？

😼 さあ。

😼 **研修医が「患者を殺さない、自分が死なない」ようにすることだ。これが最低クリアしなきゃいけない、死守すべき鉄則だ。**

😼 イワケン先生にしては、カッコイイこといいますね。

😼 他人の受け売りだ〜！　O病院のM先生が言ってたんだけど。

😼 ああ、M先生なら似合いますね、こういうカッコイイ台詞。

😼 なんか、さらっと毒を吐いただろ、君。とにかく、研修医が患者を殺さないようにするのは、最低限の「病院に課せられた義務だ」。**病院が、研修医にミスをさせない義務**を持つんだ。そして、研修医が死んでしまう

ことも絶対に避けなければならない。文字通りの意味で死なせてもならないし、社会的に殺すのも、だめだ。

🐱 はい、そのとおりだと思います。

🐱 だから、**病院は、そして僕たち指導医は、研修医を絶対に守り抜く義務がある**。彼ら「が」殺さないように、彼ら「を」殺さないように。

🐱 おっしゃるとおりですね。

🐱 それができて初めて、研修病院は真の意味で研修病院になれる。また、それができない研修病院はどんなに名のあるブランド病院でも先は短い。研修医を大事にしない、使い捨てにするような病院からは研修医のほうが「立ち去っていく」。それは研修病院にとっても滅びの道だ。研修医あっての研修病院なんだから、研修医を大事にしなきゃ、だめなんだよ。

🐱 イワケン先生、感激しました。いつも口が悪いので誤解してましたが、先生は本当に研修医のことを考えていたんですね〜。でも、変ですね。イワケン先生は「記者会見になっても"大丈夫"」って断言してたじゃないですか。それはどうしてですか？

🐱 それはだなあ。

Ⓗ イワケン先生、オオベ先生、聞きましたか？　院長が記者会見で、「研修医個人の落ち度ではなく、病院全体のシステムの問題だ」と明言し、研修医を守りましたよ！　見直しましたねえ。保身の権化みたいな院長だと思ってたのに。

🐱 ほんとか？　確かに意外だなあ。それよりも、イワケン先生、ひょっとしてこうなることがわかってたんですか？

🐱 当たり前だ。未来を見通す展望力は、立派な臨床力だ。

🐱 でも、いったい、どうして？

🐱 H先生がいみじくも言ってたろ。病院長は保身の権化みたいなヤツだって。

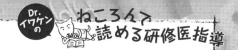

🐱 ええ……、はっ！　イワケン先生、前に「忍びの心得がある」って…まさか……。

🐱 ふふふふふ、僕の草の者たちは優秀なのだよ……。

🐱 がーん。

- ➡研修施設は、研修医を絶対に守らなければならない！
  ＝研修医に患者を殺させない、研修医を死なせない！
- ➡研修医がミスをしないシステム、過労にならない環境が重要。

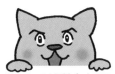

教えたことが、間違ってた！こんなとき、どうする？

医療現場における「一貫性」とは？

🐱 イワケン先生、ちょっと困りました。

🐺 どうしたんだね。真っ白な歯が見える笑顔が素敵な偽善紳士指導医のオオベ先生。

🐱 なんでこんなにボロカスに言われなきゃならないんです。でも……、今日も相談に乗ってください（性懲りもなく）。朝のカンファで、敗血症性ショックになった患者に抗菌薬治療を開始したんですが、どうも午後になっても血圧が上がってこないんですよね〜。朝は「この患者さん、リスク因子もないから真菌カバーは必要ない」って言っちゃったんですよ。どうしよう。なんか、真菌カバーが必要な気がしてるんです……。でも、朝言ったことをその日のうちに翻すというのもどうかと……。

🐺 いいじゃないか。翻せば。

🐱 だって……。

🐺 医療の世界では朝令暮改なんて、どうってことない。状況が変わることもあるし、元の判断が間違っていることもある。間違うことは問題ではない。ダメなのは、間違いに気付いてもそれを修正できないことだ。霞が関の官僚がたいてい、そうだろ？

🐱 またそんなこと言うと、今度の厚生局の監査でむちゃくちゃにいじめられますよ。

🐺 俺様はフィクションの存在だから、リアルな役所なんて怖くないんだ

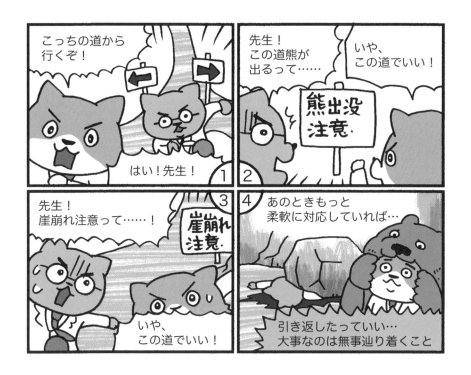

よーんだ。

😺 でも、「嫌われる指導医は一貫性がない、言うことがコロコロ変わる指導医だ」って、よく指導医講習会とかで教えられるじゃないですか。

😼 君は、自分に「一貫性」がないと思っているのか？ 一貫性とは何か、もう一度よく考えてみろ。午前中に抗真菌薬を使わず、午後になって使おうというオオベ先生の態度には、きちんとした一貫性がある。

😺 そうですか？ コロコロ変わってるじゃないですか。

😼 表面的なところで判断すんな。「目の前の患者にベストを尽くす」という点では、1ミリもぶれてないじゃないか！

😺 あ、今なんかすごいカッコイイこと言った！

😼 俺様はいつだって名言しか言わないんだ！

🐻そうか〜。そう言われてみれば、確かにその通り。

🐱患者の状態が変わる、判断が変わる、意見が変わる。よくあることだ。それを研修医に全て伝えろ。意見の変更を正直に述べろ。朝の判断が甘かったことも認めろ。研修医に誠実で、正直であり続けることも、やはり一貫性だ。全然、ぶれてないだろ。

🐻うわ〜〜。また、カッコイイこと言った。イワケン先生がかっこよく見える。

🐱見えるんじゃなくって、本当にカッコイイんだよ。

🐻そうかあ、表面的な一貫性ではなく、もっと深いところの一貫性が大事なんですね〜。

🐱そうだ。研修医だって見た目ほどのボンクラじゃない。**指導医の悩みや苦悩や逡巡は、ちゃんと観察している。それを見せろ。そうすれば、やつらも悩み、苦しみ、逡巡できるようになる**。軽やかに、スマートな判断ばかりを見せていると、「あんなふうに、軽〜く判断するのやつがいいんだな」と勘違いする。泥臭く生きることがカッコイイんだ。やつらの価値観に揺さぶりを与えろ！　メッシよりも、マスチェラーノを見習え！

🐻最後のは意味不明でしたが……。

→朝令暮改を恐れるな！
　患者の状態、判断は変わる。そのとき意見の変更を誠実に研修医に伝えることも、教育の一環。

指導医と研修医では、見ている世界が違うのだ！
〜だから丁寧な説明を〜

😺先生、先月の研修医のフィードバックで、けっこう厳しいこと書かれちゃったんですよ。「オオベ先生は指導に一貫性がない」って。あまり厳しいこと言われ慣れてないので、落ち込みました……。

😼おぉ、「一貫性がない」は指導医に対する失格宣言だ。最悪の指導医とは、一貫性がない指導医のことだからだ。これはひどいことを言われたねえ。

😺ええ？ たしかに、「一貫性がない指導医は嫌われる」って聞きますけど、でもやっぱり、暴言吐きまくりとか、態度が悪いとか、セクハラしまくりとか、そういう指導医が「最悪」なんじゃないんですか？

😼こっち見て言うな！ もちろん、そういう指導医も問題だが、「最悪」ではない。最悪の指導医とは、あるときは「なんでこんなことで僕を呼ぶんだ！」と怒り、別なときには「なんでこんなになるまで僕を呼ばなかったんだ！」と怒る指導医だ。研修医はどうしていいのかわからなくなり、ダブルバインド状態に陥る。最悪だろ。

😺うう、確かに。でも、僕の中では一貫しているつもりだったんですが。

😼だからダメなんだよ。なぜそこに気付かない？

😺え？ そりゃ、完璧とはいえないかもしれませんが、僕は言動は一貫させていると思ってます。先生だって、医療の世界では、状況とか、判断とか、コロコロ変わるって、言ってたじゃないですか〜。

😼そう、言動なんて、コロコロ変わったっていいんだよ。

😺はあ？ さっきと言ってること違うし。

😼あのね、「研修医にとって」最悪の指導医とは、一貫性がないことだ。しかし、それは単に研修医目線の願望にすぎない。本当に客観的に、真に「最悪の指導医」かどうかは、わからない。

😺でも、研修医を教育してるんですから、研修医たちから評価されてなんぼでしょ。

😼あいつらは未熟な若輩者だぞ。ものの良し悪しなんてわかるわけないじゃないか。客が気に入った陶芸が、いい陶芸か？ 違う。プロが真贋を確かめたものこそが「よいもの」なんだ。研修医に「指導医の良し悪し」なんて、わかってたまるか。

😺また、そういう炎上招くような暴言を。でも、コロコロ言ってることが変わる指

導医はやっぱり困りものなんじゃないんですかねえ。

😼研修医と指導医では、「見ている世界」が違うんだよ。研修医にはAとBが同じ胸痛に見えていても、指導医から見るとそれは異なる胸痛だ。Aは入院、心カテとなり、Bは外来フォローとなる。研修医には一貫性がないように見える。抗菌薬なんか典型的だな。研修医は馬鹿の一つ覚えで同じ抗菌薬ばかり出したがる。異なる患者の異なるところが、見えてないんだよ。

😼まあ、指導医でもなんとかの一つ覚えで、同じ抗菌薬ばかり出してる人も多いですけどね。

😼珍しく辛口じゃないか。

😼僕じゃありません。岩田健太郎の受け売りです。でも、わかりました。確かに研修医からは一貫性がないように見えている。実はそれは、指導医が「違うものを見ている」からなんですね。

😼そう。だから、大事なのは説明だ。こないだのAと、今日のBはどう違うのか、「指導医の見ている世界」を見ているような追体験をさせるんだ。細かく、丁寧に、しつこく、われわれが「当たり前」と思っていることを説明するんだ。教育とは畢竟、手間ひまかけるってことなんだよ。

😼珍しくまっとうなコメントですね。

😼岩田健太郎にはこんなセリフは言えまい。

😼でも、なるほど、僕には当然と思っていた世界観を、研修医が体感していなかった。だから僕の言っていることが一貫していないように、錯覚したんですね。

😼研修医は未熟だ。その未熟さを甘く見てはいけない。黙っていてもわかってくれる、みたいな甘い幻想は捨てなければならない。口を酸っぱくして丁寧に説明してもわかってもらえない。そのくらいに考えておくのが正解だ。

😼はい。

😼それに、医学の世界はどんどん進歩する。今日読んだ論文で、これまでの診療態度が変わるなんてこともある。学問の世界では、朝令暮改はOKなんだ。何十年も首尾一貫して同じことしかしない、ってのが間違った医療のあり方なんだ。研修医教育も然り。どんどんバージョンアップし、やり方を新しくしなければならない。僕なんて、去年と今年では教え方、全く変えてるぞ。

😼そうですか？ 毎年、同じ話ばかりしているように見えますが。

😼君が見ている世界観といっしょにすんな。

😼うう、未熟な研修医扱いされた〜。

研修医がこっそり診療方針を変えていた！これを防ぐにはどうする？

🐶 イワケン先生、なんか研修医にむっちゃ怒ってましたね。何があったんですか？

🐺 見てみろ。カンファで中止すると言ってた抗菌薬が、もう5日も入っている。僕がちょっと出張に行っている間にこれだ。しかも、その間のカルテはみんなコピペだ。見ろ。患者は解熱してないだろ。

🐶 あ、ほんとだ。

🐺 解熱はしてないが、臨床的には安定している。このことは、2つのことを教えてくれてる。1つ目、今使っている抗菌薬は役に立ってない（僕が予想したとおり）。2つ目、この病気は抗菌薬なしでもどんどん増悪しない病気だ。患者は熱以外は安定していて、検査も変化ないからな。つまり、コンベンショナルな細菌感染ではなさそうだってことだ。

🐶 今使ってる抗菌薬に耐性の菌が原因ってことは？

🐺 ならば患者の症状は増悪する可能性が高い。しっかり頭を使え。そのクビの上に乗っているのは紙風船か？　吹いて飛ばすぞ。だいたい、この21世紀にわざわざ東京まで呼び出して出張、会議とは何事だ？　スカイプ使えよ、スカイプ。そもそも、日本の会議は基本、報告事項ばかりで、決定済みのことを「審議事項」とかいって回してくるくせに、反対意見を述べても「もう、これは決まってますから」とか、勝手に既定路線にしやがって。

🐶 イワケン先生、完全に八つ当たりモードになってますよ。そんなことより、なんで研修医に怒ってたんですか？ 研修医がミスするのは当たり前だって、先生もいつも言ってるじゃないですか。

🐱 ミスを怒ってるんじゃない！

🐶 はあ？

🐱 研修医は「やっぱり感染症だ、抗菌薬は必要だ」と思い込んで、薬を継続させてたんだよ。

🐶 だから、研修医なんだから間違いくらい、するでしょ。

🐱 そこじゃない。あやつ、指導医に相談せずにそれをやってた。

🐶 ……あっ！

🐱 研修医は、指導医の下僕じゃない。反対意見があれば言えばいい。議論も討論も大歓迎だ。だが、背後で黙ってコソコソと診療方針を変えるのはご法度だ！

🐶 確かにそうですねえ。

🐱 昔から、特に大学病院では、臨床のできない、基礎の業績で教授になった教授の回診で、こういうことが行われてきた。別に基礎の業績で教授になっても、構わん。困るのは、組織のトップに立ったことで間違った全能感に支配され、「僕は臨床もできる」「チームを指導しなければ」という間違った観念にトラップしてしまう教授たち。臨床のことは黙って臨床屋に任せておけばいいのに、週1回の回診で余計な指示を出す。それにうんざりして、部下たちは背信行為をする。教授に黙って「裏で」別の診療をするんだ。

🐶 大学病院あるある、ですねえ。

🐱 その気持はわからんでもない。が、明らかに時代遅れな考え方だ。だいたい、上司に歯向かわないのが時代遅れだ。診療方針で異論があれば、正々堂々と異論を唱えればいい。上下関係なんて関係ない。丁々発止の議論を

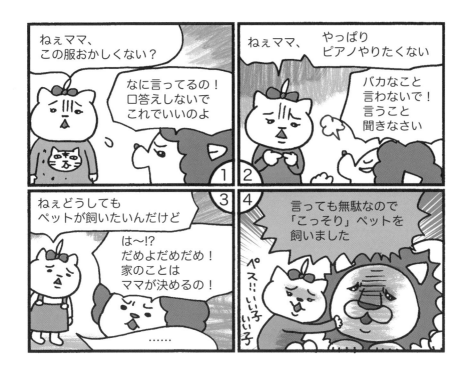

すべきなんだ。

🐱 みんながみんな、イワケン先生のようにタフなわけではないですからねえ。

🐱 この程度のことにはタフネスなんぞ要らん。だいたい、**僕に黙って診療方針を決めて、患者が急変したりしたらどうするんだ？　誰が責任を取る？　研修医を守り抜くのが指導医の勤めだが、指導医のあずかり知らぬところで研修医が勝手なことをやったら、守りきれないだろ**。

🐱 ああ、それはそうですねえ。

🐱 回診が単なる上意下達の「指示」になっているから、研修医も臨床力がつかない。自分の頭で考えなくなるからな。それをしなければ、指導医を無視したインモラルな医療をやる。どっちに転んでも、ろくな医者には

ならない。だから、この悪循環を打ち破り、負の循環から正の循環にひっくり返す必要がある。そのためには**真剣に、必死に、研修医を叱り飛ばすしかない！** そして、**反論させるのだ**。

🐕 なんか、そこが飛躍してる気がしますが、なんとなくわかりました。
🐈 ああ、ムカついた。よし、これからサンドバッグ叩いて、ストレス発散だ！
🐕 そこは全然わかりません〜〜〜。

> ➡「こっそり」診療方針を変えなくてもいいよう、普段からちゃんと反対意見を言わせよう。

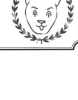

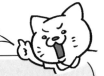

> 指導医1年生・Dr. オオベは、
> 医学教育の真髄をつかみ得るか！？

大切なのは、研修医を「がっかりさせない」こと

😺先生、こないだ教えてもらったみたいに、研修医には懇切丁寧に説明しています。「違いがわかる」ことの重要性を伝えてます。

🦁ああ、あっちで見てたよ。ありゃ、ダメな教え方だな。

😺なんですって？

🦁丁寧に教えすぎだ。秀才くんはちょっと教えてやると極端に走り過ぎなんだよ。いいか、研修医も教育もナマモノだ。あんばいってのが大事なんだよ。

😺そうでした〜？　難しいなあ。

🦁そう、難しいんだよ。教育はお笑いライブといっしょだ。ただ、同じ内容の話をすればよいというものではない。タイミング、呼吸のとり方、相手の息遣い、目線、いろいろなことに気を配らないといけない。昨日、ウケたからといって、同じことを今日やってウケるとは限らない。

😺うーん。難しすぎる。

🦁簡単だ。スベることを怖がらなきゃいいんだよ。教育活動なんていうのは、いつでも100％うまくいくわけじゃない。失敗を繰り返して、たまにうまく行けば御の字くらいに気楽に考えればいいんだよ。

😺イワケン先生みたいに、ちゃらんぽらんな人格ではありませんから。

🦁人格攻撃すんな。とりわけ人格者が服を着て歩いている僕に向かって、なんてことを。

😺何が服を着てるですって？

🦁教育なんてな、研修医をがっかりさせなきゃ、なんとかなるもんだ。常に100点満点の教え方なんてしなくていい。

😺でも「がっかりさせない」って難しいじゃないですか。こないだも「一貫性がない」問題の話をしたでしょ。こちらは一貫性があると思っていても、研修医は一貫性がないと誤解してしまう。研修医の誤解の可能性を考えると、なかなか「がっかりさせない」のは難しい……。

🦁まあ、そうだな。特に近年は研修医の求めるニーズが多様化しているからな。

一律に同じような指導がしにくくなっている．あちらを満足させても，こちらががっかりする，というわけだ．

🐶本当，昔みたいに指導医がある程度，理不尽なのがデフォルトだった時代に比べると，大変ですよね．未熟な研修医に理解がある，よき指導医モデルを演じるのは正直，つらいです．

🐯つらいのは，昔みたいな一貫した指導医のあり方をモデルにしてるからだよ．いいじゃないか．ものわかりのよい理想の指導医役を演じれば．所詮，演技なんだ．そう割り切ってやれば，簡単にできるぞ．

🐶そんなんでいいんですか？

🐯ダメに決まってるだろ．そんなつまんない指導医なら，辞めたほうがマシだ．

🐶そうですよねえ．イワケン先生は確かに理不尽で性格悪くて言葉も汚いですが，ものわかりのよい演技をされてる姿を想像すると，とっても気持ち悪いです．

🐯君は案外，僕よりも口汚いのに気付いているかい？　しかも爽やかな笑顔でそれをやるから，なおいっそうグサグサくるんだよ．

🐶イワケン先生，案外傷つきやすい，チキンですもんね？

🐯ほらまた飛んできた．その飛び道具なんとかしろ！

🐾 🐾 🐾

🐶でも，「がっかりさせない」指導医って……どうしたらいいんだろ．

🐯ふっふっふ．では，教えてしんぜよう．

🐶そんな方法あるんですか？

🐯まず，「がっかりさせない」ためには，ちょっときつめの研修にすることだ．

🐶ええ？　きつい研修にすると，研修医からすぐにブーイングがきますよ．

🐯かもしれん．だが，ブーイングは「がっかりする」とは同義ではない．きつい研修はつらい，しんどい，もうやめたい，みたいな感情を惹起するかもしれないが「がっかり」はしない．

🐶そうですかねぇ．

🐯仕事のきつさは主観的だから，研修医個々のパフォーマンスを見てやる必要がある．「平等に教えてはいけない」だったよな（p.43参照）．10のタスクを鼻歌歌いながらできる研修医もいれば，バテバテになって顎を上げるやつもいる．

🐶はい．

🐯だから，どちらの研修医もそれなりにバテバテにしんどい思いをするように調整してやる．

😺 なるほど。

🦁 きつい仕事はやりがいの証だ。それがいかにやりがいのある仕事なのかを、口を酸っぱくして伝えるんだ。「患者にとって、病院にとって、なにより僕にとって、役に立っているんだ」ってことを伝える。

😺 ふーむ。

🦁 人間が一番輝くのは、自分が他人の役に立っているという達成感だ。研修医がなぜつまらないかというと、未熟すぎて、人の役に立ってるという気が全然しないからだ。指導医から出来損ない扱いされると、なお凹む。

😺 まあ、そうですねえ。

🦁 こっからがアクロバティックなスーパーテクだ。研修医を増長させるな。出来損ないだという自覚は常に与えろ。ふんぞり返った研修医は、ふんぞり返った指導医の次にやっかいな存在だ。

😺 ふむふむ。

🦁 しかし、「出来損ないだが、役には立ってる」と伝えろ。「君がいたおかげで、こんなに患者は助かってる。僕も助かってる。君は未熟ななりにベストを尽くしている」と。

😺 なるほど。

🦁 研修医は常にベストを尽くしている、と信じろ。なぜなら、彼らは常にベストを尽くしているからだ。自分なりに。もちろん、「本当の意味では」まだベストを尽くせていない研修医もいる。しかし、それも「ベストの尽くし方がわからない」という意味での、彼らの能力の限界なんだ。研修医は未熟だ。だから、彼らのベストを低く設定しろ。一所懸命がんばってる、その精神を評価しろ。アウトカムベースで研修医を評価するな。そんなのは医学教育オタクに任せておけばよい。アウトカムベースで研修医を評価すると、出来のよい研修医だけが評価される病院になる。それは、教育学的には正しくても、間違った病院を生む。

😺 だんだん、わからなくなってきました。

🦁 出来の悪い研修医が、急にパフォーマンスがよくなるわけないんだよ。僕たちはただの指導医だ。神様じゃないんだから。だけど、出来が悪い研修医なりのベストを引き出すことは可能だ。そして、そちらのほうが現実的だ。リアリスティックでマキャベリストな俺様としては、研修医の持てるポテンシャルを前向きに出してもらうだけで十分だ。そして、出来のよい研修医も額面通りに褒めずに、彼・彼女にはもっと高いハードルを出してやる。出来のよい研修医を安易に褒めてはだめだ。

そうすれば、彼らは絶対に「がっかりしない」。

🐾 🐾 🐾

😿 うーん。難しいですね。でも、そのような複雑な思考プロセスはとても重要だという印象だけは伝わってきました。

😼 そんだけ伝われば十分だ。僕も君の理解力にそれほど期待してない。

😿 それって、僕が優秀だという期待の裏返しですか？

😼 いや、ただ、俺様が正直なだけだ。

😿 がーん。

Dr.イワケンの指導の格言！

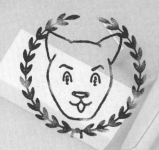

- p.14 優秀な「指導医」を育てるつもりで教育せよ！
- p.37 褒めるな、認めろ！ 必要なのは、「存在承認」
- p.25 研修医教育も、患者ケアの延長線上にあると考えよ！
- p.19 ポリバレントな医師を育てよ！ そう、未来の自分が助けられる（楽する）ためにも。
- p.47 不平等に教えよ！ これこそが初期研修医教育の要！
- p.32 隠れた教育カリキュラム（hidden curriculum）に気を付け、生かせ！
- p.51 キャラの問題は、「待つ」ことが大切！ わざと見逃す欠点もある！

p.62
叱った研修医がめちゃくちゃ凹んだときは、第三者にフォローさせよ！
そうすれば、教育的効果を減じることなく、叱られた研修医の精神はなぐさめられ、さらにフォローを指示した職員も「頼りにされた」と心を掴まれる（ハズ）！

p.68
定時の帰宅を促し、研修医のプライベートライフを大切にしよう。
定時から逆算して1日を過ごすことは、ハイパフォーマンスにつながる！

p.42
パフォーマンスの悪い研修医を歓迎しよう！
多様性のあるメンバーは、チーム力をアップさせる。

p.88
教育はライブ。インタラクティブ性を追及せよ！

p.57
知識のなさを責めるなかれ！知識への欲望のなさをこそ責めよ！
〜このような「叱責の根拠」を自分の中で持つべし！

p.75
タイムマネジメントの基本は、考えること。
早く帰れない原因をしっかり分析して、改善策を立ててトライしよう。そして時間を最大限有効に使って、質の高い診療を。

> p.117
> すぐに質問に答えず、考えさせる、つまり、
> ノウハウを得るためのノウハウを伝授しよう！
> （そして、研修医をだしに、自分も勉強しよう！）

> p.80
> 人の主体性が育つのは、
> 本人がそうありたいと思ったときだけ。
> しかし、チームで雰囲気づくりをすることで、積極的な態度を育てることはできる。

> p.96
> 手技は、積極的にやらせよう！
> そうすることで、指導医も楽になる。

> p.109
> オーセンティックな
> 教科書を使わせよう！

> p.101
> 一般概念と個別概念を
> 区別させよう。

> p.88
> 答えを教えるな、
> 質問して、質問を
> 重ねて、考えさせろ！

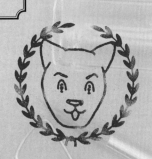

> p.140
> 学会発表デビューは、
> 論文としてまとめることを目標に！
> 段階を踏んで、まずはレターから書かせよう。

> p.126
> 英語を死ぬ気で学ばせろ！

> p.149
> 研修施設は、研修医を絶対に
> 守らなければならない！
> ＝研修医に患者を殺させない、研修医を死なせない！
> 研修医がミスをしないシステム、過労にならない環境が重要。

> p.158
> 「こっそり」診療方針を
> 変えなくてもいいよう、
> 普段からちゃんと
> 反対意見を言わせよう。

> p.152
> 朝令暮改を恐れるな！
> 患者の状態、判断は変わる。そのとき意見の変更を誠実に研修医に伝えることも、教育の一環。

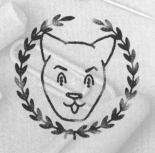
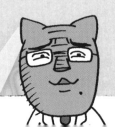

●著者略歴

岩田健太郎（いわた けんたろう）

神戸大学大学院医学研究科
微生物感染症学講座 感染治療学分野 教授

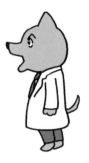

1997年島根医科大学（現・島根大学）卒業。
沖縄県立中部病院研修医、コロンビア大学セントルークス・ルーズベルト病院内科研修医を経て、アルバートアインシュタイン大学ベスイスラエル・メディカルセンター感染症フェローとなる。2003年に中国へ渡り北京インターナショナルSOSクリニックで勤務。
2004年に帰国、亀田総合病院で感染内科部長、同総合診療・感染症科部長歴任。2008年より現職。

<資格>
日本内科学会総合内科専門医、日本感染症学会専門医・指導医、米国内科専門医、米国感染症専門医、日本東洋医学会漢方専門医、修士（感染症学）、博士（医学）、国際旅行学会認定（CTH）、感染管理認定（CIC）、米国内科学会フェロー(FACP)、米国感染症学会フェロー（FIDSA）、PHPビジネスコーチ、FP2級、日本ソムリエ協会シニアワインエキスパートなど。

Dr.イワケンのねころんで読める研修医指導
―すべての指導者のための
イワケン流医学教育入門書

2019年9月1日発行 第1版第1刷

著　者	岩田　健太郎
発行者	長谷川　素美
発行所	株式会社メディカ出版
	〒532-8588
	大阪市淀川区宮原3-4-30
	ニッセイ新大阪ビル16F
	https://www.medica.co.jp/
編集担当	江頭崇雄
編集協力	ぼるぼ舎
装　幀	市川　竜
イラスト	藤井昌子
印刷・製本	株式会社廣済堂

©Kentaro IWATA, 2019

本書の複製権・翻訳権・翻案権・上映権・譲渡権・公衆送信権（送信可能化権を含む）は、（株）メディカ出版が保有します。

ISBN978-4-8404-6920-3　　Printed and bound in Japan

当社出版物に関する各種お問い合わせ先（受付時間：平日9：00～17：00）
●編集内容については、編集局 06-6398-5048
●ご注文・不良品（乱丁・落丁）については、お客様センター 0120-276-591
●付属のCD-ROM、DVD、ダウンロードの動作不具合などについては、
　　　　　　　　　　　　　　　　　　　　　　　　　デジタル助っ人サービス 0120-276-592